小康路上一个都不能掉队！

　　　　　　——习近平 2017 年新年贺词

发展残疾事业，加强残疾康复工作。

　　　　　　——习近平中共十九大报告

《听力障碍康复社会工作手册》
作者名单

李浩然　香港注册社工，香港聋人福利促进会项目发展
　　　　主管

赵婉华　香港聋人福利促进会教育服务协调主任

邹仲祺　香港注册社工，香港聋人福利促进会社交及康
　　　　乐中心主任

黄健威　香港聋人福利促进会高级听觉学家

陈玉娟　香港聋人福利促进会手语中心主任

陈美玲　香港注册社工，香港聋人福利促进会辅导中心
　　　　主任

陈泽峰　香港聋人福利促进会研究及发展主任

社会服务发展研究中心　主编

康复社会工作实务系列

（社会工作实务手册·第二辑）

听力损伤人士
康复社会工作实务手册

香港聋人福利促进会　著▌

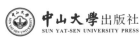

中山大学出版社
SUN YAT-SEN UNIVERSITY PRESS

·广州·

图书在版编目（CIP）数据

听力损伤人士康复社会工作手册/香港聋人福利促进会著. —广州：中山大学出版社，2018.1
（社会工作实务手册. 第二辑：康复社会工作实务系列）

ISBN 978 - 7 - 306 - 06209 - 3

Ⅰ.①听… Ⅱ.①香… Ⅲ.①听力损害—康复训练—社会工作—手册 Ⅳ.①R764.43 -62

中国版本图书馆 CIP 数据核字（2017）第 249418 号

出　版　人：徐　劲
策划编辑：葛　洪
责任编辑：葛　洪
封面设计：林绵华
责任校对：王旭红
责任技编：何雅涛
出版发行：中山大学出版社
电　　话：编辑部 020 - 84111996，84113349，84111997，84110779
　　　　　发行部 020 - 84111998，84111981，84111160
地　　址：广州市新港西路 135 号
邮　　编：510275　传　　真：020 - 84036565
网　　址：http：//www.zsup.com.cn　E-mail：zdcbs@ mail.sysu.edu.cn
印　刷　者：广东省农垦总局印刷厂
规　　格：787mm×1092mm　1/16　9.375 印张　100 千字
版次印次：2018 年 1 月第 1 版　2018 年 1 月第 1 次印刷
定　　价：28.00 元

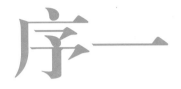

序一

张建宗
香港特别行政区政府政务司司长

我们每个人无论贫富伤健，都有天赋的能力和权利。残疾人士虽然在某些方面受限制，也要克服种种挑战，但亦有自己的特长和才干，只要给予适当的机会，就可以和你我一样为社会做出贡献。

香港特别行政区政府（下称"香港特区政府"）矢志构建一个关爱互助，伤健共融的社会。自 2008 年 8 月 31 日起，联合国《残疾人权利公约》（下称《公约》）已适用于中国内地及香港特别行政区。《公约》的宗旨是促进、保护和确保所有残疾人士充分和平等地享有一切人权和基本自由。特区政府一直致力透过不同的措施，加强残疾人士的能力，支持他们全面融入社群，以体现《公约》的精神。

我衷心感谢社会服务发展研究中心（下称"社研"），致力推动香港与内地社会福利服务的知识传播及经验交流，更借诸督导和培训工作，提升内地社工服务的专业水平。"社研"联同 6 间香港的福利机构，出版一套 7 册的"康复社会工作实务系列"丛书（下称"康复实务"），就(1)肢体残疾及慢性疾病；(2)智力残疾成人；(3)精神健康；(4)听力损伤；(5)视力损伤；(6)学前发展障碍儿童及(7)康复社会工作基本理论与方法，作专题探讨，深入介绍不同范畴的康复服务在香港的发展情况，供内地的广大读者和福利界同工参考。我深信，"康复实务"将有助于内地社会工作及康复服务的进一步发展。

特区政府的康复政策目标，是建立无障碍环境，让香港在硬件、软件以至文化思维上，体现出平等、共融的精神，并帮助不同年龄层、不同类别的残疾朋友发挥所长。我们投放于康复服务的整体经常性开支持续增

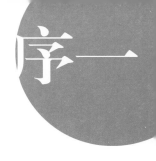

长，由 2007—2008 财政年度的 166 亿港元，增至 2016—
2017 财政年度的 301 亿港元，增幅达 81 个百分点，充
分说明我们的承担和诚意。

此外，特区政府康复政策的覆盖面非常广泛。除了
"康复实务"涵盖的范畴外，亦致力协助残疾人士升学、
就业和融入社区；构建无障碍配套设施；支援残疾人士
家属及照顾者；支援病人自助组织的发展；透过宣传教
育、资助社会企业及配对商界捐款等不同方式，启动民
商官的跨界力量，共同参与推动有利残疾朋友发展的政
策举措等，务求在公共资源投入及政策设计上协同配
合，为残疾朋友提供及时、适切和到位的支援。

过去 9 年，我作为特区政府的劳工及福利局局长，
深深明白到，香港康复服务持续和显著的进步，全赖一
班默默耕耘的福利界同工、社会工作者，以及像"社

研"一样的民间机构，与特区政府的紧密合作。我期盼内地的福利界同工和社会工作者，能从"康复实务"中得到更多启迪，为你们在推动康复服务发展的路上，加添知识、智慧和力量。

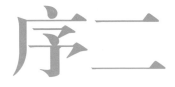

序二

杨茂
中央人民政府驻香港特别行政区联络办公室社会工作部部长

欣闻香港社会服务发展研究中心（简称"社研"）又一力作——"康复社会工作实务系列"丛书即将付梓，谨此表示衷心祝贺！

2007年以来，"社研"因应国家大力发展社会服务和培养社会工作人才需要，大力推动香港与内地社会福利服务交流与合作，派出大批资深香港社工到深圳、东莞、广州等"珠三角"地区开展督导工作，同时为内地民政系统官员和一线社工提供培训服务，培养了大批优秀社工人才，为内地社会服务工作快速发展和社工人才队伍建设做出了突出贡献。然而，有幸接受香港督导"面授机宜"的人数毕竟有限，为扩大影响面，让香港社会福利界的先发优势和资深社工的经验惠及更多内地社工，让更多内地相关政府部门人员更好地了解和借鉴香港社会服务工作经验，"社研"近年适时将香港督导在内地工作的经验汇编成册，连续出版了多部社工专业书籍，反响热烈，广受内地社工专业人士的欢迎。"康复社会工作实务系列"丛书更是"社研"自 2013 年出版《社会工作实务手册》（中山大学出版社，2013）后又一套较为全面的社工专业手册。该书共 7 册，由"社研"联合香港不同类型的康复机构共同撰写，聚焦康复社会工作，内容涵盖肢体残疾及慢性疾病、智力残疾成人、精神健康、听力损伤、视力损伤、学前发展障碍儿童康复及康复社会工作基本理论与方法，内容充实，案例丰富。相信该书的出版，将为内地同行学习和了解香港经验提供有益借鉴，必将有利于内地康复领域社会工作的专业化发展。

　　经过十多年的努力，内地社会工作已取得长足进展，社会工作人才数量大幅增加，但离"建立一支宏大

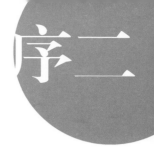

序二

的社会工作人才队伍"的目标还有不小差距。期望"社研"不忘初心，不懈努力，发挥自身优势，继续协助内地培养社工人才，推动开展社会福利事业，不断在理论和实践上为内地社会工作建设添砖加瓦！

序三

邱浩波
社会服务发展研究中心主席

　　社会服务发展研究中心（以下简称"社研"）一直致力推动内地及本地社会服务发展。"社研"于 2007 年开始在深圳启动"先行先试"的社工督导计划——"内地社工专业督导计划"，到现时曾接受"社研"香港督导顾问培训的学员已遍布全国。此外，"社研"还在各方面支持内地社工专业发展，所以除督导计划外，"社研"在出版工作上亦投入了不少心力，希望以文字留下宝贵印记。"社研"分别出版《先行先试：深圳社工专业闪亮点》（中山大学出版社，2011 年）、《社会工作实务手册》（中山大学出版社，2013 年）以及《同心同行：香港顾问及深圳社工机构交汇点》（中山大学出版社，2015 年），这些书籍均针对内地社工服务专业发展的需要而出版，深受两地同业的认同。内地发展社工服务已接近 10 年时间，整体社工发展模式已渐上轨道，近年重点亦逐步走向专项化服务发展轨道。

　　康复服务在社工专业服务中是一个重要的领域，世界上有 10 亿残疾人，约占全球人口的 15%，其中近 2 亿受着相当严重的功能困难的困扰。根据统计，2010 年，中国内地的残疾人已高达 8 502 万人。康复人士的社会服务需要实在不容忽视。有鉴于此，"社研"特意筹备"康复社会工作实务系列"丛书。本系列丛书一套 7 册，《康复社会工作基本理论与方法实务手册》为导读手册，概括介绍残疾的概念、分类和统计、康复社会服务的演进、现时主要康复社会工作以及无障碍环境的配套设施。而其余 6 本手册则分别深入介绍 6 大康复社会工作的理论与技巧，包括智力残疾成人、学前发展障碍儿童、视力损伤、肢体残疾与慢性疾病、听力损伤及精神健康这 6 大领域的康复社会服务。专题手册注重实务经验上的分享。内容除解释致残成因及预防问题外，还重点介绍现时香港该残疾领域所提供的服务及服务成效

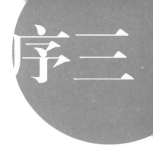

评估方法、社工实务工作手法，并辅以在个案、小组及社区工作上的实务分享。"社研"希望透过这套手册向内地介绍香港康复服务的状况，增进两地业界更多的交流，推进康复服务的创新和发展，令残疾人士及其家属在艰辛而漫长的康复过程中得到更适切的服务。

　　"社研"特意邀请6间提供优质康复服务的香港社会服务机构撰写专题手册，当中包括扶康会（智力残疾成人康复）、协康会（学前发展障碍儿童康复）、香港盲人辅导会（视力损伤）、香港复康会（肢体残疾与慢性疾病）、香港聋人福利促进会（听力损伤）及新生精神康复会（精神健康）。"社研"感谢这6间香港社会服务机构无私地分享他们在康复领域内的知识及宝贵经验，并派出资深同工参与本套手册的编辑小组工作，令这套手册得以顺利出版。

前言

　　《社会工作实务手册》是内地社会工作者的阅读教材。本会深感荣幸获社会服务发展研究中心邀请，协助撰写这本专业手册，以分享康复范畴内的实务心得。香港聋人福利促进会（简称"聋福会"）致力为听力损伤人士争取公平的待遇和权益，协助他们发展所长，融入社会。"聋福会"是香港唯一获得社会福利署及香港公益金资助，设立听觉中心以提供一站式的听觉服务，照顾听力损伤人士需要的社会服务机构。

　　根据香港特区政府 2014 年的统计，香港有超过 15 万名听力损伤人士，占总人口的 2.2%。手语不但是很多听力损伤人士的"母语"，而且也是他们与健听人士沟通的媒介。手语翻译则是听力损伤人士与健听人士之间的桥梁，可以协助双方解决沟通难题。除手语外，唇读、笔谈及混合法（即手语、唇读及笔谈一起使用），亦是与听力损伤人士沟通的方法。

以前，听力损伤人士碍于听力限制，失去了很多接受教育的机会。根据统计，香港具小学程度的听力损伤人士占 37.8%，中学程度的占 47.1%，只有 13.2% 的听力损伤人士拥有专上学历（有非学位者占 4.3%，无学位者占 8.9%）。随着教育的普及，加之听力损伤人士自身的努力，近年来听力损伤生升读大专课程的人数与日俱增。教育局的数据显示，在 2006—2011 年间，每年平均只有 10～20 名听力损伤学生升读资助副学位课程，但在 2013 学年，这一数字已增至 56 人，升幅近两倍。由此可见，只要得到适当的支持，听力损伤人士也是能学有所成，回馈社会的。

在就业方面，当下听力损伤人士在寻找工作时仍需面对一定的挑战。香港年龄介乎 18～64 岁之间的听力

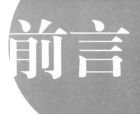

损伤者约有 3.5 万人，当中只有不足 53% 的人投入了劳动力市场（就业人士占 49.4%，失业人士占 3.4%），失业率达 6.4%。此外，高学历的听力损伤人士还面对着人力资源错位问题，他们中的大部分只能投身饮食业及文书工作。

归根结底，社会对听力损伤人士仍存有不少误解，例如很多人习惯称呼听力损伤人士为"聋哑人士"，但其实"聋人"不一定是"哑"。社会上的大部分人均误以为听力损伤人士不会说话，故很少主动与他们沟通。事实上，不少听力损伤人士只要接受言语训练，进行简单的沟通是不成问题的。新生代的听力损伤学童如能把握学习的黄金时段，语言及发音能力可达致一般小朋友的水平。听力损伤人士的能力绝不逊于健听人士，他们需要的只是一个公平的机会，一个能让其展现才能及价值的机会。不论在中国内地还是在中国香港地区，只要我们能促进听力损伤与健听人士之间的交流，加深大众对听力损伤人士的认识，打破隔阂，消除误解，便一定能实现"共融社会"的建设目标。

香港聋人福利促进会总干事
黄何洁玉女士

目录

第一章

听力损伤的定义及成因

1.1   听力损伤的定义

　　人类主要靠声音的大小及频率辨别日常生活中的不同声音，而声音的单位为分贝声压级（dBSPL），音量可由最少 0 分贝至最大 140 分贝。

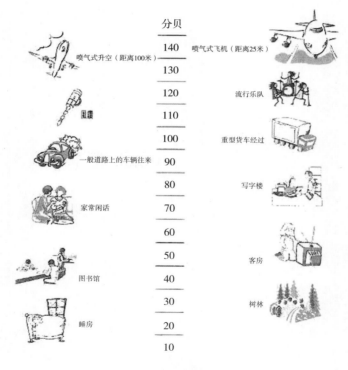

分贝

	分贝	
喷气式升空（距离100米）	140	喷气式飞机（距离25米）
	130	
	120	流行乐队
	110	
	100	重型货车经过
一般道路上的车辆往来	90	
	80	写字楼
家常闲话	70	
	60	
	50	客房
图书馆	40	
	30	树林
睡房	20	
	10	

图 1-1　音量级数

而人类的听力程度是借助听觉检验的结果而评估的。听力仪是以一群听力正常的青年人的听力而校准的。因此，通过量度不同频率的听阈值，就可评估个案对比健听青年的听力状况。听阈值的单位为分贝听觉级（dBHL），阈值由 −10 分贝至 120 分贝。

人类的耳朵可聆听到的频率范围大致位于 20 ～ 20 000 Hz 之间，但常用的语言大多只介乎 250 ～ 8 000 Hz 之内。我们一般使用平均听阈值（以 500、1 000 及 2 000 Hz）来判断耳朵的听力程度。如平均听阈值在 25 分贝或以内，听力属于正常水平。相反，26 分贝或以上则代表听力有不同程度的下降，其对日常生活会造成或多或少的影响。

听力损伤程度的分类如表 1 −1 所示。

表 1 −1　听力损伤程度表

听力损伤程度	平均分贝听觉极（dBHL）*	听觉能力
（听觉正常）	−10 ～ 25	听力与健听青年无异
轻度	26 ～ 40	较难感应弱的声音
中度	41 ～ 55	勉强可应付日常对话
中度至严重	56 ～ 70	开始难于聆听和沟通
严重	71 ～ 90	对响亮声音才有反应
极度	>90	难于感觉声音的存在

听力损伤的成因

人类的听觉系统包括耳朵及连接大脑的听觉神经。耳朵可分为外耳、中耳和内耳。外耳由耳廓及外耳道组成。中耳由鼓膜、三块小骨（钟骨、砧骨及镫骨）、两条小肌肉及耳咽管组成。内耳由耳蜗及前庭组成。

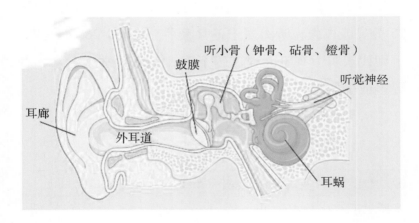

图1-2 耳朵结构

当声波传到耳朵时，由耳廓收集声波，让声波进入耳道，令鼓膜震动，连带中耳内的三块小骨亦跟着震动，这一震动传到内耳的卵圆窗，使耳蜗内的液体波动，刺激毛细胞，触发连接幼毛的神经纤维，沿着听觉神经，传送到大脑部分，进而使人感受到声音的存在。

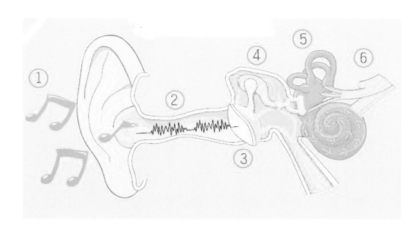

图 1-3　声音传送过程

听力损伤的成因可分为先天性的或后天性的。先天性听力损伤指出生时听觉器官或听力已有缺损，影响接收及认知声音。后天性听力损伤指出生后因不同的原因令听觉器官或听力出现缺损。

先天性听力损伤的主要成因包括：

● 遗传。

● 妊娠期感染德国麻疹或其他过滤性病毒、梅毒、血液病等。

● 出生时缺氧。

● 新生儿溶血性黄疸病。

后天性听力损伤的主要成因包括：

- 中耳炎、脑膜炎、耳骨硬化或肿瘤等。

- 头部、耳膜、中耳骨或其他听觉器官受损。

- 中风引致缺氧。

- 长期受职业性噪音影响。

- 药物中毒。

- 老年退化。

听力损伤通常可被分为三个类别：传导性、感音神经性及混合性。传导性听力损伤主要指由于外耳或中耳部分出现毛病，令声音从耳廓传往内耳时遭到阻碍，因而减弱了声音的音量。感音神经性听力损伤是指由于内耳耳蜗内的毛细胞、听觉神经或大脑部分出现毛病，无法完全及准确地接收声音并让大脑难以认知及理解声音的内容及意思。混合性听力损伤则指同时存有传导性听力损伤及感音神经性听力损伤的听力因素。

传导性听力损伤可以是暂时性的，甚至只因为外耳道被耳朵的分泌物（即耳垢）阻塞而引致。这些个案理应尽快咨询耳鼻喉科专科医生的专业意见，且看能否通过医疗诊治（服食药物或进行外科手术）解决耳疾问题。感音神经性听力损伤则多数属于永久性的，医疗诊治并不会带来很多的帮助。因此，这些个案应考虑利用不同的听力康复技术予以解决。

第二章

听力损伤的预防及听觉保护

虽然没有任何绝对有效的方法可确保听觉不会受损，但我们仍可注意以下的情况，以尽可能预防听觉受损并保护听觉。

- 母亲在怀孕期间接受预防免疫注射，以避免胎儿感染病毒。

- 服食药物前必须先咨询医生，切勿误服耳毒药物。

- 为初生婴儿进行听力筛检，以便及早发现有否需要进一步跟进的听力问题。

- 注意幼儿会否因上呼吸道感染而引发中耳积水或中耳炎。病情严重或会引致耳膜穿孔及流脓。

- 防止污水（因游泳、沐浴、洗头）进入耳道，令外耳道发炎。

- 切勿乱挖耳道或将异物放入耳道造成损伤。

- 避免耳朵被撞击或掌掴，或让中耳承受急遽的气压变化而造成创伤性破坏。在飞机升降、潜水时可利用吞咽动作使耳咽管张开以平衡气压。

- 遇到难于接受的声音时应即时掩护耳朵。

- 避免长时间处于高噪音的环境下，确有需要时则应使用听觉保护装置。

- 避免长时间使用耳筒或耳塞等装置聆听音乐（尤其在临睡前不应使用），以防因不自觉提高音量而影响听力。

- 用可行的方法降低机器或设备发出的噪音水平。使用高于85分贝的机器或设备时必须佩戴听觉保护装置。

- 定期进行听觉检查，以免已有听力损伤而忽略听力康复治疗，令听力加快衰退。

- 发觉耳疾问题时需尽早约见耳鼻喉科专科医生，以免因耽误医治时间而最终引致听力永久受损。

- 不要选配未经听力专业人员调校的助听仪器，否则不但不能有效提升听力，反而会造成进一步的损害。

第三章

听力损伤康复服务的发展及实务

听力损伤康复服务简介

目前，学界对听力损伤的康复尚有不同的看法，归纳起来大致可分为医学模式、康复模式和文化模式，了解这些观点将有助于明白其介入点及背后的原因。

1. 医学模式

由于听力损失（Hearing Loss）而影响语言吸收并引致沟通困难的听力损伤人士，可通过治疗或助听器协助以重拾听力。

2. 康复模式

听力损伤人士由于听力损失需要协助以适应独立的生活。提供手语翻译、唇读和语言培训或电视即时字幕，有助听力损伤人士加强与外界的沟通及人与人之互动。①

3. 文化模式

手语是听力损伤人士共同的沟通方式，它可提升群体的凝聚力与听力损伤人士的身份认同感。使用手语的

---

① Anna Cavender and Richard E. Ladner. Hearing Impairments. University of Washington，http：//homes. cs. washington. edu/ ~ ladner/ hearingimpairments. pdf。

听力损伤人士也能形成一个独特的群体及独特的文化。部分听力损伤人士不认为耳聋是一种缺陷，反而是一种优势（Deaf Gain）。[1] 听力损伤人士通过视觉和社会联系，他们共享的语言是通过视觉来接收的。大多数的听力损伤儿童来自健听人家庭，所以听力损伤人士文化的传承不是家庭性的，而是在与社区内其他听力损伤人士联系时通过互动而传承的。[2]

听力损伤人士认为手语是听力损伤人士的独有文化。因此，他们希望更多的人学习手语，以便让这种文化得以延续。根据联合国《残疾人权利公约》，残疾人有权在与其他人平等的基础上得到承认并支持他们的文化和语言身份，这自然包括了手语和听力损伤人士文化。[3]

---

[1]　H - Dirksen L. Bauman and Joseph M. Murrray. Reframing：from Hearing Loss to Deaf Gain, Deaf Studies Digital Journal, Issue No. 1：Fall 2009。

[2]　《聋人社区与聋人文化》，林芝安译，1993。

[3]　Article 30, Convention on the Rights of Persons with Disabilities, United Nations。

3.2   医学康复

3.2.1   医疗及听觉康复服务简介

在香港，听觉康复服务大致可从公营机构（包括医院管理局、卫生署、教育局）、私家医务所（耳鼻喉专科）／私人听觉中心、大学或社会服务机构营运的听力中心获得。负责的专业团队成员大致包括：

- 耳鼻喉科专科医生。
- 听觉专家。
- 言语治疗师。
- 教育工作人员。
- 社会工作者。

就诊医院管理局辖下的医院耳鼻喉组，须由普通科医生转介。由于求诊人数众多，轮候时间必然较长。耳鼻喉组附设听力及言语治疗中心，提供听觉检验及言语治疗服务。如适合选配指定的助听器，将再获转介。私家医务所（耳鼻喉专科）及私人听觉中心可提供快捷的医疗、听觉及言语治疗服务，但因为其以商业方式营运，一般会收取较高昂的费用。大学或社会服务机构则以非牟利方式营运，因此以提供服务为先。

以香港聋人福利促进会为例，该机构是香港唯一获得社会福利署及香港公益金资助设立的社会服务机构，其辖下的听觉中心，提供"优质、专业、实惠"的"一站式"听觉服务，以满足听力损伤人士的需要。

香港聋人促进会辖下的听觉中心的服务内容包括：

● 听觉检验。

● 助听器选配/调校。

● 助听器检查/维修。

● 耳模配制/维修。

● 辅助仪器及助听器辅件咨询。

● 耳科诊症配套。

● 流动验耳（供机构申请）。

● 听觉保健讲座（供机构申请）。

1. 听觉检验

听觉检验必须在一个宁静的测验环境内进行，房内的隔音设备足以隔离房外任何的干扰声音。房内摆放的物件应是测验所必需的听力检测仪器，如听力仪、鼓室压力计、助听器分析仪等。

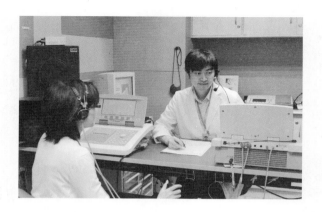

图 3－1　听觉检验

2. 助听器选配/调校

助听器必须按照每个个案的听觉检验结果进行调校，并可通过一连串的测验确定助听器的效果，如声场测试或真耳测量等。

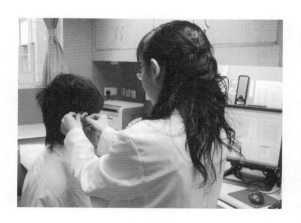

图 3－2　助听器选配及调校

3. 助听器检查/维修

　　由于助听器属于电子仪器，持续使用有可能导致零件耗损或损坏。妥善检查及维修能够免除经常更换新助听器的负担。

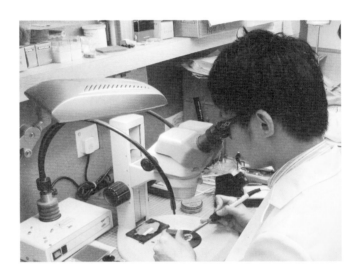

图3－3　助听器检查及维修

4. 耳模配制/维修

　　耳后式助听器需要配合耳模使用。因此，配制一个合适的耳模非常重要。每个耳模均会按照个人的耳朵形状而配制。

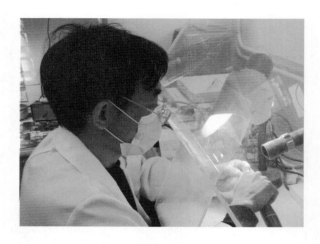

图 3 - 4　耳模配制及维修

5. 辅助仪器及助听器辅件咨询

　　市面上用于帮助听力损伤人士改善日常生活的辅助仪器很多，较常用的包括扩音电话、震动闹钟等。而助听器辅件，如助听器电池、防潮饼等，对使用助听器者来说是不可或缺的。

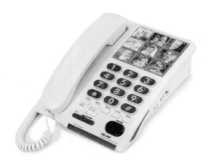

图 3 - 5　扩音电话

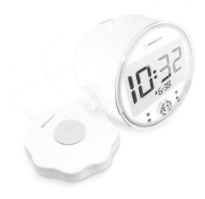

图 3 – 6　震动闹钟

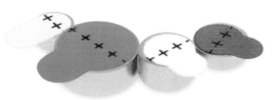

图 3 – 7　助听器电池

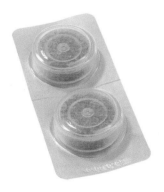

图 3 – 8　防潮饼

常见的助听器电池型号有以下几种，助听器使用者必须按照自己使用的助听器型号来选择购买。

表3-1　常见的助听器电池型号

型号	标贴颜色
675	蓝色
13	橙色
312	咖啡色
10	黄色

6. 耳科诊症配套

耳鼻喉科专科医生会为患有耳疾的病人提供治疗。较常见的耳疾包括耳垢阻塞、中耳炎、耳膜穿破、耳骨硬化等。

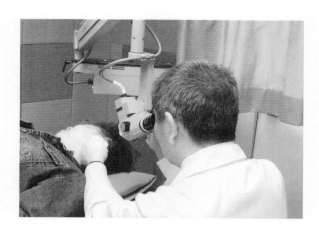

图3-9　耳科诊症配套

7. 流动验耳

香港聋人福利促进会自 1986 年起便开设了流动验耳服务。其服务内容是利用一辆可驶往不同地区的流动验耳车对大众进行简单的现场筛查，以便让未能通过筛查的市民尽快寻求详细的检查。

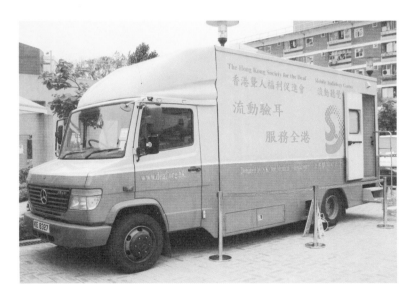

图 3 –10 流动验耳车

8. 听觉保健讲座

公众教育有助增长参与者及市民对听觉的知识，了解耳科医疗及听力科技的最新发展。

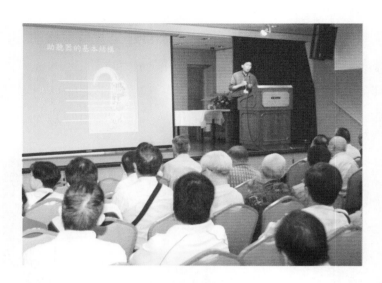

图 3 -11　听觉保健讲座

3.2.2　无障碍沟通仪器简介

无论是助听器或辅助仪器，都是帮助听力损伤人士舒缓因听力损伤而带来的沟通问题的。通过使用下列合适的仪器，几乎每个个案都有可能实现"无障碍沟通"。

1. 数码助听器

数码助听器主要分为耳后式、耳道式、全耳道式及开放式几种，由听觉专家按照听力损伤人士的听力损伤程度提出配制及调校建议。

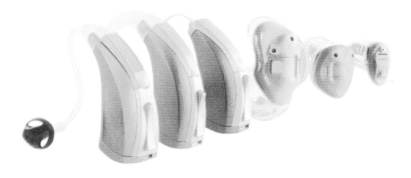

图 3 -12　数码助听器

2. 数码传话器

操作较为简单，通过听筒或耳塞聆听，方便与别人沟通。

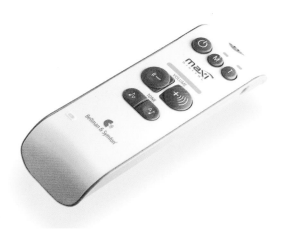

图 3 -13　数码传话器

3. 人工耳蜗

人工耳蜗适合极度听力损伤人士。其原理是利用外科手术植入人工耳蜗，外挂言语处理器接收及编译声音后传入植入体，进而通过电流传入大脑直接刺激听觉神经。

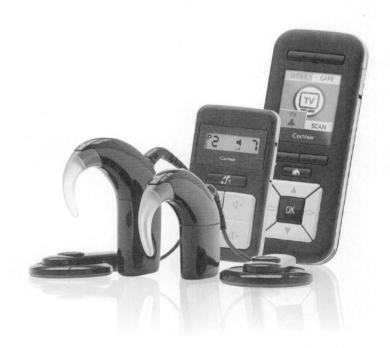

图 3-14　人工耳蜗

4. 骨传导植入系统

这是一种通过外挂声音处理器接收声音，通过头骨传导至内耳的助听设备。

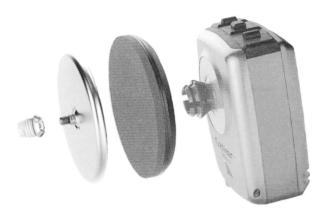

图 3 - 15　骨传导植入系统

5. 无线声音传输系统

　　由发射器及接收器组成，让声音通过无线数字技术装置传送，且不受距离因素及环境杂音的影响。

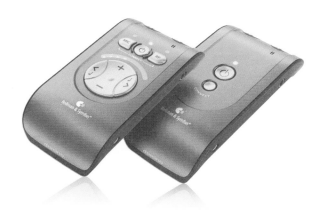

图 3 - 16　无线声音传输系统

6. 扩音电话

扩音电话具有内置扩音（25～40分贝）、来电闪灯及放大铃声等功能。

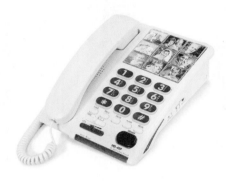

图 3-17　扩音电话

7. 震动闹钟

这是一种可设定以震动来代替响闹功能的闹钟。

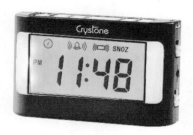

图 3-18　震动闹钟

8. 环线感应系统

将声音转为磁场能量发送，让置身发射范围内的助听仪器使用者以"T"按键接收声音。

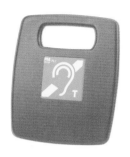

图 3 –19　环线感应系统

9. 警觉系统

由不同的感应器及接收器组成，让听力损伤人士察觉家居环境内的声音，如门铃、电话、婴儿叫喊声等。

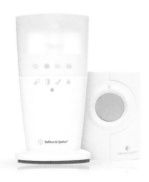

图 3 –20　警觉系统

3.2.3　听觉中心的服务量标准

　　按照与香港社会福利署订立的津贴与服务协议，听觉中心提供的听觉检验及耳模配制服务量必须达至的标准如表 3 − 2 所示。

表 3 − 2　听觉中心的服务量标准

服务量标准序号	服务量指标	议定水平
1	每月平均听觉检验服务个案	67（例）
2	每月平均耳模配制数	60（例）

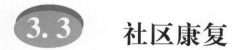

3.3　社区康复

3.3.1　手语中心服务

1. 理念

　　手语中心秉持的服务理念是建立无障碍环境，促进无障碍沟通，让听力损伤人士融入社会。

2. 服务模式

手语是很多听力损伤人士的母语，也是他们与其他人沟通的媒介，但大部分健听人士却不懂手语，所以手语翻译是听力损伤人士与健听人士沟通的桥梁，其能协助他们解决沟通的困难。此外，手语中心还会为健听人士开设手语课程，以便让更多健听人士认识和理解手语。

3. 服务内容

（1）手语翻译。为听力损伤人士提供的手语翻译服务，主要用于法庭的法律诉讼、警署录取口供、婚礼、应征面试、医疗服务、申请法律援助、房屋、驾驶执照或签证等事宜。在提供服务后，如认为必要，则会将个案转介给社工处理。

（2）手语课程。香港聋人福利促进会的手语课程包括初、中、高级及翻译的课程，能为有兴趣的公众人士提供学习手语的机会，以便其了解听力损伤人士的需要，促进其与听力损伤人士的沟通。

（3）手语教材。为配合手语中心开设的手语课程而制作的手语教材，包括《香港手语课程》初级、中级、高级部分，该套教材配合课程的需要由浅及深地将基本日常用语到特别的词汇都包括在内。

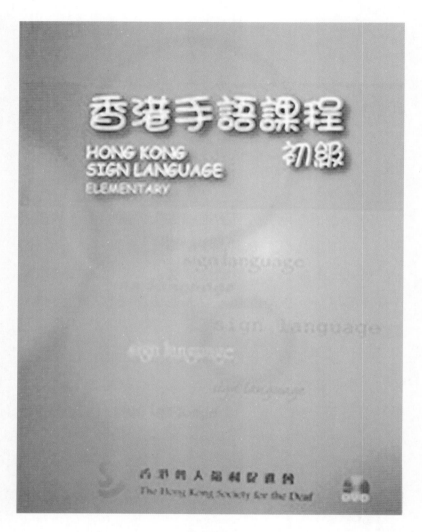

图 3-21　《香港手语课程》(初级)

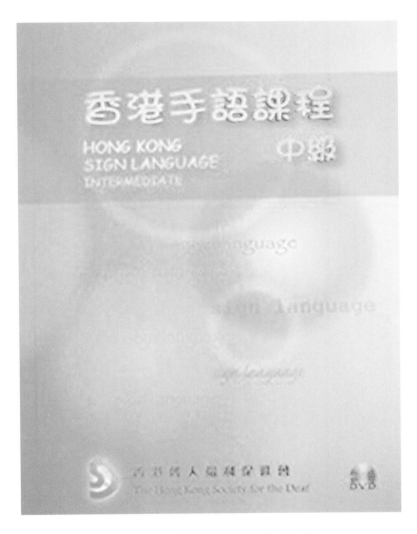

图 3-22 《香港手语课程》（中级）

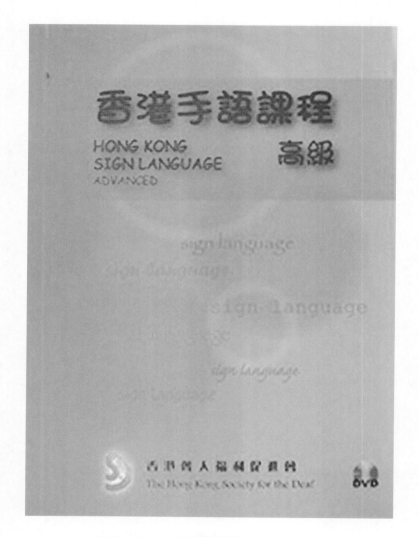

图 3 −23　《香港手语课程》（高级）

（4）手语同学会：手语同学会由手语课程毕业的同学组成。他们都是对手语特别有兴趣，而且愿意加入义工行列，以服务于听力损伤人士及社会人士。同学会每月举行例会，研习手语并为香港聋人福利促进会及其他团体提供义务的手语翻译服务。此外，手语同学会还会举办专题讲座、短期研习及手语工作坊，以提升同学们的手语及口语翻译技巧。

4. 其他手语翻译服务及发展

（1）手语翻译中心。不少国家或地区（如美国、匈牙利及中国台湾地区等）设有手语翻译中心，手语翻译员让听力损伤人士在中心接受以视频会议软件提供的手语翻译服务。这样的服务，可以让手语翻译更有效率，因为如果让手语翻译员花费数小时到听力损伤人士所在地提供半小时或一小时的手语翻译服务，是非常浪费人力资源的，所以设立手语翻译中心，既能协助听力损伤人士进行手语翻译，也可有效利用手语翻译员的时间。香港聋人福利促进会现在已经开始提供此项服务。

（2）香港手语翻译服务的发展。现时香港的注册手语翻译员大约只有 10 位，相对于现时香港 155 200 位听力损伤人士[1]来说，比例是非常低的。以手语沟通的听

---

[1] 香港特区政府：《第 62 号专题报告书——残疾人士及长期病患者》，香港特别行政区统计处，2014。

力损伤人士，在日常生活中，无论是去看医生还是到警局录取口供，上法庭诉讼等，都需要手语翻译的协助，所以手语翻译员的需求量是非常大的。但因为现时香港只有 10 位注册手语翻译员，故劳工及福利局辖下的手语推广小组与听力损伤组织开展了一项名为"流动视频手语翻译诊症试验计划"，以视频会议软件及平板电脑在医院及社康中心提供手语翻译服务。手语翻译员驻守在中心，为与听力损伤人士交流的人士提供视频手语翻译服务，经过多次的测试，相关技术问题已解决，现正研究如何推行。

（3）香港复康联会《专业手语翻译证书》课程①。香港现时的注册手语翻译员数量极少，确有加大力度培训手语翻译员以应付需求之必要。所以香港复康联会于 2015 年 1 月举办了首届《专业手语翻译证书》课程培训班，以便通过系统的培训、实习及评审程序，提升手语翻译员的用词及翻译技巧。在经由考核后，让修毕课程的学生达到手语翻译服务的专业水平，借此以提高和确保手语翻译服务的专业素质。

（4）手语翻译器。除了手语翻译员外，现时掌握手语的健听人士还不是很多，所以如果有一种设备能够把

---

① 香港复康联会，http：//jointcouncil. org. hk/chi/。

手语翻译成文字，听力损伤人士便可以手语沟通，然后翻译成文字显示给健听人士看，这样听力损伤及健听人士便能够沟通了。为达成这一目的，乌克兰的一个大学生团队创作了一款名为"Enable Talk"的手语翻译器，在参加"微软潜能创意杯"比赛时夺得冠军。[①] 另外，香港中文大学计算机科学与工程学系的 3 名学生，设计了一款名为"残疾人手语交流辅助系统"的手语翻译系统。[②] 这一系统以中文作为媒介，利用微软的 Kinect 体感技术感应器，通过记录手语动作的三维坐标，让听力损伤人士在感应器前用手语表达，并将其自动"翻译"为文字和声音，其准确度高达九成或以上。现时该系统只记录了 48 组常用词汇，因而相关人士期望它在将来能增加常用字汇量，并加入将文字或声音转化成手语动作的功能。虽然这两个翻译器还有很多有待改善的地方，但手语翻译器进入市场，用以解决听力损伤与健听人士的沟通障碍，应该只是一个时间问题了。

（5）手语应用程序。而今，学习手语已不局限于上手语课程了，智能手机手语应用程序也能方便大众学习手语。国外开发的这类应用程序已经不少了，中国香港

---

① www. enabletalk. com，http：//www. youtube. com/watch？v＝HCAw-PBbDkhk。

② http：//www. cpr. cuhk. edu. hk/tc/press_ detail. php？id＝1378。

地区也研发了此类程序，例如由香港中文大学手语及聋人研究中心推出的"香港手语初探"，内容便包括了香港手语发展简介、香港手语词汇库、香港手语句子结构和运用方法、一般手语和听力损伤人士知识等。

5. 康复社会工作实务

（1）服务需要评估、介入模式及工作手法。听力损伤人士可以致电、传真、短信或亲临手语中心预约，有关申请会于两个工作日内获得回复。如情况许可，服务使用者可于接受翻译服务当日，与手语翻译员预约接受翻译服务的日期。如申请服务的日期已被预约，则可与翻译员商议于另一个日期提供服务。

（2）手语翻译个案。手语翻译员在医院替一位听力损伤人士提供手语翻译服务时，被告知该听力损伤人士身患癌症。当该位听力损伤人士得知此诊断结果的，情绪便出现了不太稳定的状况。虽然该翻译员并非辅导人员，但其已为这位听力损伤人士提供手语翻译服务颇有一段时间了，双方比较熟悉，所以见此情况后，翻译员便极力安慰对方以舒缓其不安的情绪。

此后，该听力损伤者每隔一两个星期便要去医院复诊，而且每次都要做很多检查及治疗，手语翻译员便像该听力损伤人士的耳朵一样，详细替他翻译医生的讲解。经过一段时间的治疗，其病情逐渐稳定下来。但好景不长，一年后个案因癌症复发离世。

由于此听力损伤人士的太太也是听力损伤人士，故而在其丈夫离世后，表示希望搬去爷爷奶奶家附近居住以便互相照应，手语翻译员便将其转介给社工，希望社工帮助其向香港房屋署提出调迁房屋请求。为此手语翻译员继续为她提供手语翻译服务。

（3）手语普及化活动——"寂静的沟通"。在劳工及福利局的资助下，香港聋人福利促进会推出了一项名为"寂静的沟通"的活动。此活动分成两部分。

第一部分为手语课程，目的是让手语从学校逐渐走进社区。活动中，手语导师会到中小学及社区中心教授手语，以便让学生能够接触手语并增加对手语的认识。

活动的第二部分为"讲座"，讲座由听力损伤人士主导，讲解听力损伤人士文化及其特点，让学生了解听力损伤人士的需要。

通过这两个阶段的活动，令学生多接触听力损伤人士并学习手语，从而促进手语的普及化，以期加快伤健平等共融社会的建设。

6. 手语中心的成效评估

手语中心成效评估的内容主要包括四方面，手语中心须符合社会福利署订定的服务量指标及要求。

（1）手语中心服务产出指标。

（2）手语课程次数。

（3）手语翻译次数。

（4）公众教育次数。

7．质量

手语中心须符合社会福利署订定的 16 项服务质量标准。

3.3.2 辅导服务

1．引言

听觉损伤是看不到的障碍，但却直接影响听力损伤人士的心理和社交状况。因不能清楚地聆听别人说话，听力损伤人士容易被人误会。而家人或亲友对听力损伤的不理解或缺乏有效的沟通技巧，亦会影响到听力损伤人士的心理及社交状况。

Rodda and Grove（1987）提出，家长和孩子间的有效沟通，是良好适应的根本。听力损伤儿童与家长缺乏互动，可能导致家长行为模式的改变并发展出不适宜的社会互动形态。在出现沟通不良情况时，相互间的回馈便会减少，从而使听力损伤者产生受到社会排挤的感觉。

Scheetz，Nanci A.（2001）的研究认为，听力损伤会

令人感到孤立、多疑、焦虑、减少社交生活，甚至会引致抑郁状况的产生。许多学者认为，听力损伤者本身能否接纳听力损伤的事实是影响听力损伤者自我概念与适应问题的重要因素（李碧真，1992；张蓓莉，1985）。Harvey（1989）的研究发现，听觉丧失经常和无助感、无能力感，或自我效能感有关。

听力损伤的成因、程度，会因其所处的成长阶段及沟通方法所带来的挑战及需要而各有不同，例如婴儿会因先天性的听力损伤而根本就没有将声音与经验联系起来的能力。Myklebust（1965）认为，当孩子因某一感官能力缺失而失去探索环境之重要线索时，他的行为可能会有别于常人。林宝贵（2003）认为，成年人丧失听力，通常会出现孤独、焦虑不安、猜疑、退缩等情绪反应。突然丧失听力者，则可能出现严重的情绪创伤（Dickson，1984）。至于因年长退化的听力损伤人士，则往往会因沟通困难影响社交生活和与家人相处等问题，引发情绪困扰。

掌握听力损伤人士的听力损伤成因、程度、身处的阶段及沟通方法，将有助于评估及分析问题，从而有效回应听力损伤人士的需求。

2. 理念

听觉损伤会给其学习、社交、工作、经济及情绪带来困扰。因而康复服务的目的是，加强听力损伤人士的能力感并提供相应支持，以协助他们适应听力损伤的现实状况，增进社会功能，有效地处理其所面对的个人及家庭问题，防止个人及家庭出现危机。

3. 服务性质

听力损伤人士的康复服务包括，协助听力损伤人士适应其所面对的学业问题、经济困难、家庭关系问题、情绪问题及子女管教问题等。如有需要，亦会转介其接受其他服务。

4. 服务对象

听力损伤人士的康复服务对象为，在家庭或个人问题上遇到困难的听力损伤人士。正面对虐待、自杀、家庭破裂、情绪或精神崩溃等危机的个人或家庭，会优先得到辅导服务。

5. 服务模式

听力损伤人士康复服务的基本模式主要包括个案辅导及小组工作、转介服务、咨询服务、家庭生活教育活动、专题讲座及互助小组等。此外，在适当的时候也会为听力损伤人士安排家访。

（1）个案辅导：通过个别化方式，为听力损伤人士及家庭提供支持与服务，以帮助个人和家庭减轻压力、解决问题，尽可能使其达致良好状态。

（2）小组工作/活动：除了个案辅导，小组工作/活动亦会被应用于协助听力损伤人士面对不同的困难，通过小组工作/活动之互动达到促进个人成长，协助个人或家庭增进社会功能，更有效地处理个人及家庭问题。通过小组工作及活动，还可以凝聚听力损伤人士的力量，以扩展其支持网络，争取福利及权益。

6. 申请和退出程序

（1）听力损伤人士可自行申请或由政府部门或其他机构转介。

（2）如申请人不符合接受服务资格，服务单位会为转介机构提供资料，以便其转介更符合申请人需要的其他服务。

（3）服务使用者可随时自愿退出服务。如确有需要，辅导中心也会为服务使用者提供转介服务。

7. 评估需要

（1）社工可通过面谈、家访、传真或电话等途经，接触服务使用者及其家人、学校或其他机构，以搜集资料并对服务使用者展开评估。在搜集资料时，必须留意服务传用者个人隐私和保密原则。

（2）收纳服务使用者后一个月内进行服务需要评估。

（3）评估结果会用于制订个案计划，作为向每位服务使用者提供服务的指引。

（4）服务单位会定期监察和修订各项个案计划。每年亦会正式检讨一次各项计划，并填写个案检讨表，交予上司审订。

（5）在评估服务使用者各方面需要、拟定和检讨个案计划的过程中，辅导中心应致力使服务使用者参与其中，并提供适当的协助和支持。

8. 个案工作案例

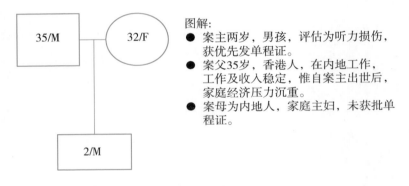

图解：
- 案主两岁，男孩，评估为听力损伤，获优先发单程证。
- 案父35岁，香港人，在内地工作，工作及收入稳定，惟自案主出世后，家庭经济压力沉重。
- 案母为内地人，家庭主妇，未获批单程证。

图 3-24　个案家庭

（1）个案背景：案主两岁，在内地出生，独子，出世后经评估为听力损伤。案父阿诚，现年 35 岁，中学毕业，在内地工作，太太为内地人，夫妇皆为健听人士，一家 3 口现长居于内地。案父为家庭经济来源，工作及收入稳定。由于案主祖父母年事已高，在照顾案主方面不能提供支援，案母需全职照顾家庭及儿子。案主出世后，经济负担变得沉重。

（2）表征问题：

● 情绪困扰。案主出世后被评估为听力损伤，案母认为是由自己怀孕时的疏忽所导致，因而经常感到自责及内疚，表现出焦虑、自卑、困惑及无助的状态。

● 心理压力大。夫妇因忧虑案主日后之成长及充满挑战的人生，故而承受着极大之心理压力。

● 缺乏家人的支持和体谅。

（3）潜在问题：

● 夫妇关系紧张。由于夫妇分别于香港及内地成长，文化背景迥异，思想及价值观亦有所不同，加上夫妇之间缺乏沟通，甚至互相指责、猜疑，因而案主听力损伤问题使得夫妻双方的关系更趋紧张。

● 经济压力。由于案父为家庭主要经济支柱，家庭日常开支庞大，且担心案主日后之医疗开支及助听仪器费用，经济压力沉重。

● 案主一家缺乏社会支持网络。

（4）评估：

● 辅导理论基础——人本治疗法（Client－centered Therapy），即让当事人更直接地表达其感受，使当事人性格能更为统合（陈，1998）。罗哲斯曾指出，辅导的目标并不单只是解决问题，而是应该协助当事人实现个人成长，使他能更有效地解决现在及将来所面对的问题（Corey，1996）。

结构家庭治疗法（Structural Family Therapy）是以整个家庭作为治疗对象的模式，其侧重于家庭成员之间的互动关系与沟通问题，因此在分析和了解家庭或个人问题时，会将焦点放于个人成长的家庭环境里，强调从家庭互动关系及形态的角度来分析和了解个体的问题，协助家庭调整刻板的关系形态并重新定义家庭关系，进而重组家人的关系结构，改变家庭环境，调整家庭成员之间的互动与沟通模式，使得家庭的行为模式随之改变，进而让每个人在这个家庭环境里体验到独特、单一、完整的心理感觉及家庭关系的安全感。本个案中，由于成长背景不同及夫妇之间缺乏有效沟通等原因，故而长辈们的指责直接影响到案主母亲的情绪（Minuchin, S. 1974）。

理性情绪行为疗法（Rational Emotive Behavior Therapy）重视不合理信念对情绪和行为的影响，其核心理论是 ABC 理论，即认为对诱发事件（Activating Events,

A）所持有的不合理的信念（Beliefs，B）是导致情绪和行为问题等（Consequences，C）的主要原因。因此，治疗的主要方法是通过认知技巧、情绪技巧和行为技巧使当事人的不合理信念得到改变，从而消除其情绪和行为问题，以达到无条件地接纳自己（unconditional self-acceptance）这一治疗目标。在本个案中，案主父母皆有一些非理性的想法，例如认为是怀孕期间的不慎，导致了听力损伤儿童的出生，这种负面的想法使得家庭充满了愤怒、指责及不信任，窒碍了改变的动力（伦佩芳，1988）。

艾力逊（Erik Erikson）把人生分为 8 个阶段，是为"人生八阶段理论"（Stages of Psychological Development）。他认为人生的每个阶段都有危机，假如人在该阶段发展出新的技巧或态度，渡过那个危机，生命就会得到成长和发展，并可以克服下一个危机（Erikson，Erik H. 1993）。林宝贵（2003）在应用人生八阶段理论分析听力损伤与心理发展之间关系时认为，工作员应与案主父母探讨案主于人生不同阶段可能遇到的挑战，以便让家人了解案主在人生不同阶段的需要，从而使案主父母通过学习，掌握管教听力损伤儿童的技巧，从而协助渡过危机，这样一定会给案主的成长带来深远的影响。

信任与不信任问题（Trust vs Mistrust）认为，由于听力损伤幼儿无法接受外在世界的听觉刺激，因而会影响其整体知觉系统的发育，故而工作员需以视觉系统的发展来满足知觉系统发展的需求，如此才不会令其变成更安静、更被动、更缺乏安全感并对人缺乏信任。

在活泼主动与羞愧、怀疑问题上（Autonomy vs Shame、Doubt），健听父母与听力损伤子女如缺乏有效沟通，便容易令听力损伤子女产生误解并对生活规范及事情之因果关系茫然不解，从而让其在心里产生怀疑及不确定的感觉。父母的过度保护亦会阻碍儿童之独立性的发展。而高压之惩罚及控制的教养方式，则会导致案主无法建立稳固的自我概念及自尊感，影响其独立感觉系统的发展。

在进取与愧疚问题上（Initiative Vs Guilty），语言发展的迟缓，会限制案主以丰富的语言表达各种不同的感觉，这样的学习环境会限制案主的行为表现，进而影响其情感的表现。亲子之间沟通之困难，使得案主的疑问不能被有效及恰当地解答，以至于使其不能理解外在事件的因果关系并获得正确的信息，进而会在缺乏认同及肯定时，产生怀疑、丧失自信或改变、扭曲个人之期望的未来。

而在勤勉与自卑问题上（Industry Vs Inferiority），由

于大众对听力损伤人士有偏狭的观念，故而往往会以正常人的标准衡量听力损伤者的能力。因而教师对案主学习成就、行为标准、期望过高，会使听力损伤者因感到自己能力不足、成就感低下而产生自卑感。

（5）辅导目标：协助案主适应听力损伤问题；提供情绪支持；促进案主父母及家人之间的沟通；扩阔社区支持网络。

（6）辅导介入方式：

● 改变认知。父母的沮丧会降低照顾和支持儿童的能力，并进而影响儿童发展以迎接未来挑战所需的自信及迈向成功的能力。运用认知行为治疗法的技巧，协助其母亲纠正非理性想法，尤其是帮助她克服因生出听力损伤婴儿而产生的沮丧感、负罪感及其他内心冲击，同时肯定母亲的付出及能力，让案主父母有动力去改变现状以走出困境。

● 鼓励寻求社区支持。听力损伤儿童父母初期会因不知如何帮助其听觉受损儿童而产生彷徨感和无助感。工作员定期为其提供情绪支持，以帮助其澄清对于听力损伤问题的误解，包括听力损伤对于儿童智力发展的影响并介绍听力损伤人士可利用的社区资源，例如儿童体能智力测验中心可评估其发展情况等，轮候早期教育及训练中心及特殊幼儿中心服务以便尽早提供训练等；在医疗方面，则可介绍听觉中心服务，如有需要可考虑转介医院做人工耳蜗手术前的评估，以期通过人工耳蜗手术改善听力；此外，亦可协助其建立社区支持网络，陪同案主寻求社区支持。

● 安排案主父母与其他听力损伤儿童父母分享经验。听力损伤儿童的父母，如能获得其他听力损伤儿童家长的协助与支持，对于其对听力损伤子女的教育将会有很大的裨益。通过工作员的安排，让案主出席中心的小组及其他活动，尤其是通过让其与听力损伤儿童的父母面谈，以交流听力损伤儿童的需要及困难，让其分享听力损伤儿童的服务及训练经验，了解所需要的辅助仪器，从而增强听力损伤儿童父母对于照顾听力损伤儿童的自信和能力，尤其是在与其他听力损伤儿童父母的正向互动中，建立起对将来的正面期盼。

● 学习与听力损伤儿童沟通的方式。为了鼓励案主父母运用不同的方式增进和案主的交流，Schlesinger（1972）认为，父母亲应主动介入婴儿阶段听力损伤儿童的发展过程，尽可能采取多种措施，刺激听力损伤儿童以补偿听觉损伤所带来的感知系统的缺损（Jung & Short, 2002）。Koester 等人（1998）的研究发现，一些健听的母亲，经常利用视觉模式，为听力损伤婴儿提供听觉功能以外的辅助，例如活泼的面部表情及身体语言，皆有助于增进亲子间的互动并建立良好的亲子关系。

● 强化正向互动，改善双方关系。夫妻双方对家庭皆十分重视，而两人都非常疼爱儿子并愿意共同面对及处理案主的问题。通过面谈促进案主父母之间的沟通并澄清双方在沟通方面的误区，对于建立良好的亲子关系非常重要。面谈开始时，丈夫认为让自己拥有一些空间，是减少冲突，改善相处模式的前提。而太太则认为，如果这样，便是丈夫不关心自己，如此会让双方的距离愈来愈远，而她所渴望的是丈夫给自己的喜怒哀乐予更多的回应和关心。因而在面谈中，工作员刻意为案主父母创造更多的对话机会，鼓励丈夫正面询问和回应妻子，以便双方了解对方的期望，从而拉近双方的距离。事实上，正面的沟通有助于改善双方的关系。由于夫妇俩的成长背景不同，作息时间不同，面对的压力也不同，这些无疑都对双方的关系有一定的影响。因而，鼓励两人相互体谅和接纳并在生活细节上进行一些调整，是面谈的关键内容。

（7）个案工作的成效：通过定期面谈，澄清了双方的管教方式及期望，让夫妇愿意正面沟通了，也让双方学会了在体谅对方感受的前提下，共同协助案主的成长。同时，案主父母亦积极参与中心的活动，在与其他听力损伤儿童家长交流及分享中学习到了教养听力损伤儿子的经验，并与同路人建立了互相支持及鼓励网络。

在案主获批单程证后，由政府医院评估并转介至儿童体能智力测验中心对其发展情况进行了进一步评估。儿科医生、听力专家及社工等不同专业人士相对一致的评估结论是，案主之左右耳均为极度听力损伤，因而获教育局配置的两部助听器，旨在协助案主学习聆听声音。同时，工作员还协助案主轮候早期教育及训练中心和特殊幼儿中心的服务。

在医疗方面，工作员邀请案主父母出席了人工耳蜗分享会，并将案主转介至医院做术前评估，以期通过人工耳蜗手术改善其听力。由于案主母亲未获批单程证，所以一家人只能暂时继续居于内地，直至案主获安排接受早期教育及训练中心或特殊幼儿中心的服务。由于案主正值语言发展期，因而在语言方面需要尽快跟进学习及训练，所以工作员先将其转介至"言语训练服务聪伶计划"及约翰赛斯中心家长函授课程接受服务。

日后一旦案主获安排接受早期训练或言语训练，一家3口便将从内地搬迁至香港。因而从长远来看，案主父母需考虑住房问题、经济问题及案主发展的工作安排问题。因其母暂未获单程证，加上祖父母年纪老迈，不能协助照顾案主，故而其母只能持双程证来港照顾案主，所以案主一家人需要继续获得支持以解决其适应问题。

（8）与听力损伤人士沟通之注意事项：因为听力损伤人士的听觉有不同程度之损失，因而在与人沟通时会出现不同程度之困难。为了有效提供辅导服务，除了语言外，亦会利用表情、动作、手语、文字、不同的声线、四周环境的提示等方法与他们沟通。此外，与听力损伤人士沟通时还需注意以下事项：

如有需要，预先安排手语翻译。

面对面沟通，让听力损伤人士直接看到说话者的面部表情和唇型。

在宁静环境中交谈，说话时应保持平衡的视线。

切勿背向光源与听力损伤人士说话。

说话的音量不能过大或过小。

因听力损伤人士的思维较难转换，所以切勿随便转换话题。

说话内容要精简易懂。

说话速度不宜太快，亦不用刻意拖慢节奏或夸张口型。

避免不必要的走动，说话时不要过分摇摆身体。

利用听力辅助仪器，并确保仪器正常工作。

善用沟通工具，例如视频电话、短信、WHATSAPP及微信等。

9. 辅导服务成效评估

辅导中心须符合香港社会福利署有关津贴服务协议的服务量（如表 3 - 3 所示），同时辅导中心亦会派发"服务满意程度问卷"予服务使用者填写，以了解服务使用者对于辅导服务的满意程度。

表 3 - 3　辅导服务成效评估

序号	服务量指标	议定水平
1	一年内平均每月处理的个案数目	67.5 × 中心个案工作员编制
2	一年内平均每月完成协定计划并结束的个案数目	5 × 中心个案工作员编制
3	一年内平均每月提供的辅导时数	56 × 中心个案工作员编制

第
三
章

10. 质量

● 机构须符合社会福利署订定的 16 项服务质量
标准。

● 社工受《社会工作者注册条例》规管。

3.3.3 就业服务

1. 背景及理念

听力损伤人士在寻找工作时通常会面对一定的挑
战，根据香港特区政府统计处 2014 年的统计，香港大约
有 15 万名听力损伤人士，其中年龄在 18～64 岁的听力
损伤人士约 3.5 万人，只有 52.9% 的听力损伤人士从事
职业活动（就业人士占 49.4%，失业人士占 3.4%），失
业率为 6.4%。[①]

在教育程度方面，拥有小学学历的听力损伤人士占
总量的 37.8%，拥有中学学历的听力损伤人士占总量的
47.1%，其中 13.2% 的听力损伤人士拥有专上学历（非
学位 4.3%，学位 8.9%）。[②]而随着教育的普及，听力损

---

① 香港特区政府统计处：《第六十二号专题报告书——残疾人士及
长期病患者听力损伤人士的就业服务模式》。香港特区政府，2014。

② 香港特区政府统计处：《第六十二号专题报告书——残疾人士及
长期病患者》。香港特区政府，2014。

伤人士拥有专上学历者在逐渐增多。

但受部分听力损伤人士因沟通困难而不能接电话、听不清楚面试问题、工作中沟通的困难及雇主对听力损伤不了解等因素的影响，听力损伤人士的就业率依然偏低，即使是高学历听力损伤人士，也面临着同样挑战。

事实上，听力损伤人士具同样在公开市场就业的能力，其所需要的只是一个公平的机会和合适的岗位。

2. 服务模式

听力损伤人士的就业服务模式，可简单概括为，按服务使用者的年龄、能力、兴趣等安排参与不同的就业辅导服务计划，并安排不同的就业支援服务。总体包括，

（1）辅助就业服务：面向 15 岁或以上待业之听力损伤人士。

（2）残疾人士在职培训计划：面向 15 岁或以上待业之听力损伤人士。

（3）"阳光路上"培训计划：面向 15～25 岁待业之听力损伤人士。

此外，香港聋人福利促进会与企业合作成立的"雇主网络"，则是服务使用者与雇主之间沟通的桥梁。

3. 服务内容

（1）辅助就业：

● 个案跟进——就业主任因应听力损伤人士的工

作兴趣及潜能，为他们提供个别的工作训练、辅导服务、培训课程及联络雇主；强化学员写求职信及面试的技巧、与同事及上司相处的技巧并介绍雇佣条例等，协助他们寻找工作；提供不少于6个月的就业后跟进服务，协助他们尽快适应工作，以成功实现公开就业。

- 手语翻译——为有需要的听力损伤人士提供手语翻译服务，以协助听力损伤人士求职面试及在职培训，增强他们的自信心，协助他们寻找及投入工作。

- 技能培训课程——按参加者的需要，安排各种不同类别、时间的训练课程，如办公室文职人员培训、电脑应用培训、酒店房务、美容、餐饮训练等。

- 见习津贴——为合适的参加者安排最长3个月的见习计划，并发放每月2000元港币的见习津贴，让学员适应就业市场及工作需要。

- 在职试用——向参加者的雇主提供工资补助金（现时为每月4000元港币），以安排为期最长6个月的在职试用，在职试用主要为就业见习后在公开市场求职有困难的参加者而设。

（2）企业联系及支持：

● 开拓雇主网络——就业服务中心主动联络新雇主，寻找合适的职位空缺并掌握最新的就业市场动向，与雇主保持良好的关系，以开拓更多合适听力损伤人士的职位。

● 定期举办招聘会——邀请雇主亲临中心举办之招聘会，向参加者介绍公司的背景、现有职位空缺、工作性质、入职条件及福利等，解答参加者的问题并现场进行简短的面试。

● 职业探访活动——让听力损伤人士参观企业实际运作，理解实际职位需要。

● 职前培训——因应雇主的要求而设计合适的培训或工作坊，例如短期的手语工作坊及与听力损伤人士沟通之技巧，培训对象是部门主管及前线社工。此外，本会与招募公司为已获聘的听力损伤人士举行职前培训，使他们更容易投入工作环境中。

（3）"就业之友"小组：

定期举办不同主题的"就业之友"聚会，利用讲者分享及小组互动，让会员交流寻找工作的经验或工作时所遇到的挑战，探索解决问题的方法等。通过朋辈支援，互相支持及勉励，以降低他们孤单无助的感觉，培养他们的正面思想及良好的工作态度。

（4）无障碍沟通就业网站：

香港聋人福利促进会建立了一个"无障碍沟通就业网站"（http://deafcanwork.deaf.org.hk/），旨在让听力损伤人士可从该网站获得与就业相关的信息，包括职位空缺、求职技巧、成功个案分享、最新就业市场及就业服务资料等。网站还协助有意聘请听力损伤人士的雇主物色合适的雇员，增加听力损伤人士获得工作的机会。网站提供手语翻译及字幕，以便让听力损伤人士无障碍地寻找工作。

（5）提供信息及转介服务：

● 相关香港特区政府服务转介，包括劳工处、社会福利署提供的各项协助残疾雇员就业的计划及最新消息。

● 外部培训课程及招聘会，即时向合适的参加者发放各项相关的培训及招聘会信息。

● 转介参与"残疾雇员支援计划"——社会福利署推行的"残疾雇员支援计划"资助聘用残疾雇员的雇主购买辅助仪器及改装工作间，协助残疾人士公开就业，以让残疾雇员在执行职务时更有效率。雇主每聘请一名残疾雇员，雇主最多可获发2万港元的资助。

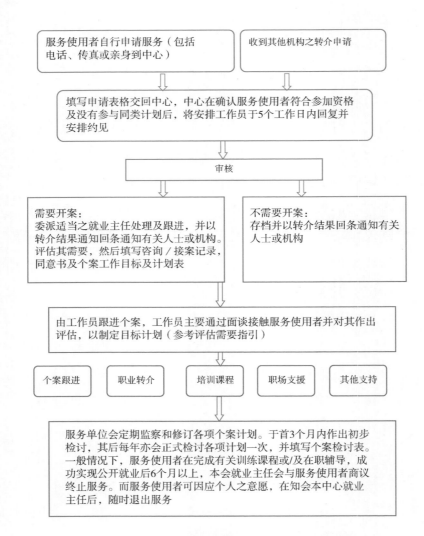

图3-25　就业服务接案流程

4. 评估需要指引（如图 3 –26 所示）

案主的个人能力
案主的个人意愿
案主的经济情况
案主的求职动机
案主的生活技能
案主的社交技巧
案主的工作习惯
案主的工作态度
案主的工作技能
案主的教育水平
案主的工作经验
案主的时间弹性
案主的居住地区
案主的家庭情况
就业市场的情况
其他因素

图 3 –26　就业服务需要评估指引

5. 成效评估

就业服务，可按以下内容订立指标以进行成效评估。

（1）个案方面：

● 个案的收纳率。

● 个案成功连续就业 6 个月后的数量。

● 个案公开就业后之薪酬。

● 个案的满意程度。

● 雇主的满意程度。

（2）配套方面：

● 每年提供的职位空缺数量。

● 每年举办的招聘会数目。

6. 个案管理实务建议

（1）协助调整面试心态及期望：部分听力损伤人士表达需要时较为"直接"及"真诚"，面试时坦白地告诉雇主自己接纳什么工作，或"不接纳"什么样的工作，容易被雇主误以为是对工作的拣择。建议先确保听力损伤人士清楚明白职位要求，再模拟面试对答之技巧，才参加面试。另外，部分听力损伤人士对工作的期望与市场实际境况有落差，容易产生被歧视的想法，工作员应向听力损伤人员介绍市场供求实况，调校听力损伤人士求职的期望。

（2）重点跟进早期就业情况：在就业首 3 个月，听力损伤员工容易因不了解雇主及同事的期望，或因沟通引致的误会而考虑离职，所以这一阶段需要特别留意并提供足够的支持，以鼓励听力损伤人士建构正面的工作心态，协调雇主及听力损伤员工的沟通。

7. 联系雇主的建议

（1）主动接触雇主：每日留意报章、互联网等招聘广告，找寻正在招聘员工的公司，主动联系雇主，了解期望。只要持之以恒，便能累积更多愿意聘用听力损伤人士的雇主。

（2）迅速回应：接到雇主的职位空缺时，务必尽快跟进，建议在一星期内完成转介工作。若没有合适的个案转介，应尽快通知雇主，避免延误。有需要时主动提供手语翻译及职前培训，让他们掌握与听力损伤人士的相处之道。

（3）合适转介：作为社会工作者，我们应努力为每一个个案找寻机会，有时或会考虑将一些不完全合资格的个案，转介予雇主，希望能被聘用。但个案正式上班后若与雇主的期望不符，反而会令雇主对机构及听力损伤人士失去信心，影响其他听力损伤人士的就业，并失去建立关系的机会。如真的希望雇主聘用不合雇主期望的个案，必须先清楚地向与雇主说明，以免期望有落差。

（4）持续跟进：听力损伤员工成功及稳定就业后亦需持续与雇主保持适当联系，以便让雇主在下次招聘时再联系我们。

8. 其他建议

（1）"残疾人士就业配额制"：欧洲的德国、法国、意大利等，亚洲的日本、韩国、泰国等，[①] 都实行了"残疾人士就业配额制"。而根据中国对残疾人士就业的规定，用人单位应当按照一定比例安排残疾人就业，并为他们提供适当的工种、岗位。用人单位安排残疾人就业的比例不得低于该单位在职职工总数的 1.5%。用人单位安排残疾人就业达不到规定比例的，应当缴纳残疾人就业保障金。[②] 实行"残疾人士就业配额制"可确保残疾人士得到公平的就业机会，而公平就业机会是残疾人士的人权。香港作为国际大都市，绝对应该保护此项残疾人的人权。

法律可以渐进式推行，比如最初由政府和公共服务机构实行，待运作畅顺之后，再推行至其他私人机构。而残疾人士就业配额的比例应该先由较低基数开始（如 2%，香港特区政府现时聘请约 2% 的残疾人士为雇员[③]）。至于将来的比例，则可在社会大众讨论并形成共识后再提高。

---

① 国际劳工局：《通过立法实现残疾人就业机会均等指南》，2004。
② 中华人民共和国国务院：《残疾人就业条例》，2007。
③ 香港特区立法会：《公务员及资助机构员工事务委员会〈有关聘用残疾人士为公务员的背景资料简介〉》，2013。

（2）税收优惠：税收优惠是一个令企业愿意聘请更多残疾人士就业的诱因，所以政府应该对聘请残疾人士的企业提供税收优惠政策。另外，如果聘请的残疾人士超出政府所订定的比例，税收优惠应该更高，以让企业有更多动力聘请更多的残疾人士。

政府和公共服务机构如能在实行"残疾人士就业配额制"方面起到带头作用，那么，在将其推行到私人机构时的反对声音必将会减少。除了实行配额制及税收优惠之外，政府现时在协助残疾人士就业方面的政策尚有很大的改善空间。

（3）加强协助残疾人就业措施的宣传：劳工处将进一步加强"就业展能计划"，提高向雇主发放的津贴，鼓励雇主向残疾人士提供更多就业机会。另外，由2015—2016财政年度开始的资助聘用残疾雇员的雇主购买辅助仪器及改装工作间的计划，必将对协助残疾人士社会就业，并让残疾雇员在执行职务时更有效率方面发挥一定的积极作用。雇主每聘请一名残疾雇员，便可获发最多2万元港币资助。这项措施可以降低雇主聘请残疾人士的成本，提高雇用更多残疾人士的诱因。但因为对这项政策的宣传不足，很多雇主根本不知道可以针对这项政策提出相关申请，从而对于聘请残疾人士的促进作用尚较为有限。

现时香港教育的发展迅速，很多残疾人士都能够完成大专教育，甚至获得更高的学历，尽管他们的能力不比康健人士逊色，同样有能力在公开市场就业，但他们需要的却是公平的机会和合适的岗位，因而社会应该给他们机会，以便让他们为社会做出贡献而非变成社会的负担，这是因为，平等的工作机会也是残疾人士的基本人权。

9. 社企"聪鸣茶座"

目前对于社会企业（"社企"）尚没有统一的定义。一般而言，"社企"是一种生意，其宗旨是以达致某种社会目的，例如提供社会所需的服务（如长者支援服务）或产品、为弱势社群创造就业和培训机会、保护环境、利用本身赚取的利润资助其辖下的社会服务等。"社企"所得利润主要用以再投资于本身的业务，以进一步达到既定的社会目的，而非分派给股东。[1]

香港聋人福利促进会于 1995 年成立首间由听力损伤人士经营之"聪鸣茶座"，位于西贡蕉坑狮子会自然教育中心内。"聪"是指听力损伤人士剩余的听力，"鸣"是向社会人士发出鸣号，显示他们有工作能力，能自力更生，能对社会做出贡献。此外，"聪鸣茶座"为学员

---

[1]　香港特区民政事务署：香港特区政府社会企业网站，2015。

提供辅助就业之饮食业培训机会，学员会由专业饮食管理人员带领并在社工的协助下，按步骤进行餐饮业工作训练（需时约 3 个月至 1 年，具体视需要之课程内容而定）。同工以手语、唇读、笔谈、画画等沟通手段与顾客沟通。部分同工配戴了助听器，配以茶座特设的手语画、电子屏幕以达至沟通无障碍之目标。茶座 85% 的员工为听力损伤人士，其目标是践行本会鼓励听力损伤人士投身工作的宗旨。

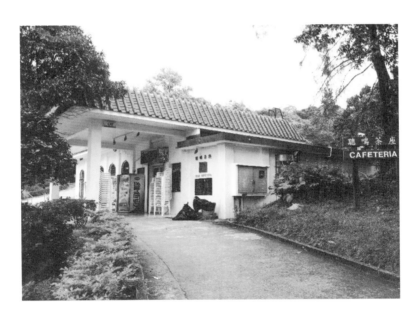

图 3-27　聪鸣茶座

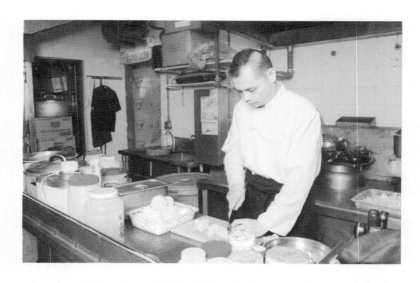

图 3 - 28   在聪鸣茶座工作的听力损伤员工

3.3.4 社交及康乐中心服务

建立社交及康乐中心的目的是，让听力损伤人士有机会参加及组织不同种类的活动，以满足他们的社交、康乐及发展需要。

1. 目的及目标

社交及康乐中心的整体目标，是协助听力损伤人士融入社会。

其具体目标包括：

（1）鼓励听力损伤人士善用余暇。

（2）为听力损伤人士提供机会，让他们发展潜能并增进身心健康。

（3）鼓励他们发展社交技巧，促进其人际关系的发展。

（4）鼓励听力损伤人士积极参与社区活动。

2. 服务性质

社交及康乐中心提供的服务包括，在中心或社区组织社交、康乐及体育活动，例如兴趣及社会服务小组、小组训练及大型/特别活动，以促进听力损伤人士融入社会。

3. 服务对象

（1）主要服务对象是听力损伤人士，不设年龄限制。

（2）为贯彻听力损伤人士可融入社群这个理念，我们亦鼓励家属及健全人士参加中心的活动。

4. 活动安排实务分享

（1）必须提供足够的手语翻译。

（2）提供简报及投影片加深听力损伤人士对内容的认识。

（3）提供宁静或隔音的环境，让听力损伤人士可专注活动内容。

（4）提醒讲者避免背向听力损伤人士讲解。

（5）提供环线感应系统、无线声音传输系统，优化声音的传送效果。

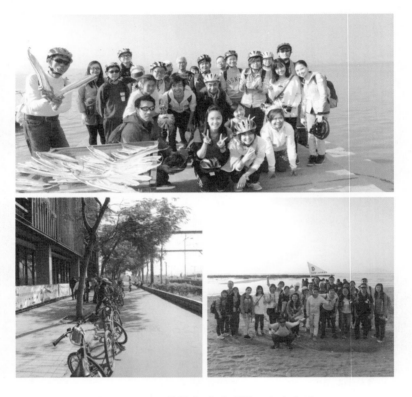

图3-29　"单车生态游"活动点滴

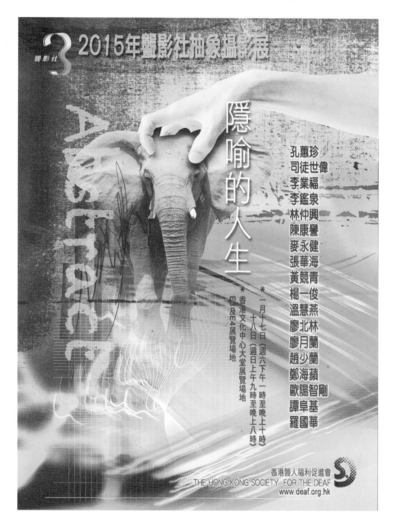

图 3 –30 聋影社"隐喻的人生"海报

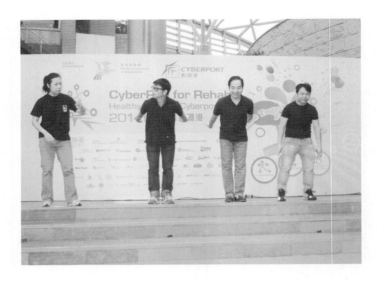

图 3-31　"艺之乐"社区表演

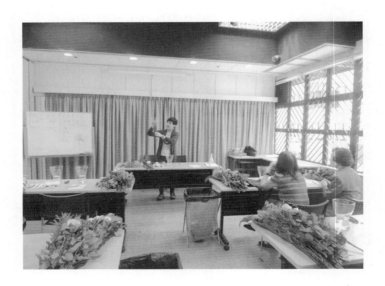

图 3-32　玻璃瓶插花班

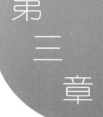

5. 服务表现标准

表 3-4　社交及康乐中心服务表现标准

序号	服务量标准	服务量标准
1	一年内组织的社交、康乐及体育活动总数	375
2	一年内组织的社交、康乐及体育活动之中听力损伤人士与健全人士的出席总数	4038/1350

6. 质量

（1）机构须符合社会福利署订定的 16 项服务质量标准。

（2）社工受《社会工作者注册条例》规管。

3.4　教育服务

3.4.1　学前教育服务

1. 理念

不同学者，如 Robinshaw（1997）与 Christine Yoshinaga – Itana（2013）的研究，均发现越早介入，对听觉受损幼儿的康复训练越有效果，他们越早接受训练，对学习语言与发音的效果越好。

香港聋人福利促进会的学前教育服务坚持尽早介入的理念，开办了一所拥有 4 个服务点的早期教育及训练中心和两所特殊幼儿中心，为听力损伤婴幼儿提供学前教育服务。其目标是通过专业的评估和培训，协助听力损伤或语言发展迟缓的学童获得良好的语言训练，掌握与人沟通的方法。

2. 服务模式

香港聋人福利促进会的早期教育及训练中心为 0 ～ 6 岁轻度至极度严重的听力损伤学童提供每星期一至两次的训练服务或治疗服务，主要目标是协助家长掌握教育听力损伤幼儿的技巧，提升学童学习聆听、说话和沟通的能力，为其日后融入主流教育系统做好准备；香港聋人福利促进会的特殊幼儿中心则为 2 ～ 6 岁严重至极度严重的听力损伤学童提供周一至周五全日制的、与普通幼儿园或幼儿中心相同的课程，包括个别训练课、小组训练课与言语治疗服务等，旨在加强学童在各方面的发展，包括认知、体能、语言、自理、情绪和群性等，以提高他们的学习能力，为其未来的学习和发展奠定良好的基础。

香港聋人福利促进会提供的学前教育，以"综合沟通法"（Total communication）[①] 为教学媒介，教学时会立足于学童的个别需要，以口语、手语、手口语、绘图及书写等方式授课，以增进他们的吸收能力并让学童更容易获得知识。

在听力损伤学生教学语言问题方面，目前已有许多讨论及相关研究结论，内容涉及口语、手语、手口语、文字、综合沟通法，而所有研究结论所强调的最重要的是，因应个别学生不同的听力、学习与语言能力、家长的意愿，以学生的利益为大前提，将 6 岁前视为幼儿学习语言的黄金期，在定时对学生的语言发展进度进行专业评估的同时，为他们提供适切的教学语言。教导听力损伤学生的教师，更要提高自己，让自己懂得发音、语言、手语、听力学等方面的相关知识，以便以专业的判断及态度为学生们提供切合他们个人需要的教学语言。

（1）个别训练：

● 按照学童的需要和能力，设计个别训练计划和课程，以游戏方式诱导学童学习聆听和说话的技巧。

● 向家长示范及建议训练的方法及技巧。

---

① Jamie Berke（2014），Using Sign Language and Voice for Total Communication. http://deafness. about. com/cs/communication/a/totalcomm. htm.

- 在适时及家长同意的前提下，运用手语作为辅助教学语言。
- 定期对学童进行语言能力评估。
- 定期为学童进行发展评估。

（2）小组训练：因应教师的观察和评估，为学童提供小组学习活动，利用视频教材、多感官游戏等学习资源，促进学童认知能力及沟通技巧的改善，提高其语言表达、社交及情绪表达能力。

（3）治疗服务：治疗师收到转介后，会安排对学童进行评估，并在评估后依据学童的需要提供治疗服务，目的是协助学童掌握有关的能力。

3. 服务内容

（1）学童方面：香港聋人福利促进会学前教育服务，会因应学童个别学习情况及需要，拟定个别学习计划，每半年进行一次个案个别学习会议，以检视学生的学习进度，并以"综合沟通法"（Total communication）为沟通模式对学童施行教育，以期使学童达至全人教育及全面发展之目的。

- 言语治疗：由言语治疗师通过听觉康复及言语治疗，协助幼儿改善发音、声线、语言及沟通能力。
- 语言训练：教导幼儿借助聆听及有意义的活动

学习语言并在日常生活及社交活动中运用语言，学习以口语与人沟通。然后再让他们学习及掌握文字与语言的意义，从而学习更多与文字有关的语言知识。

- 听觉训练：训练幼儿运用剩余听力，学习聆听声音和理解说话意义的能力。

- 发音训练：鼓励学童进行发音、音素及音调等练习，模仿语言、学习说话并与人沟通。

- 物理治疗：由物理治疗师通过复健运动，协助幼儿改善大肌肉的平衡能力，促进大肌肉的发展。

- 职业治疗：由职业治疗师通过有目标的活动，提供多种感觉刺激，以改善其知觉操作技巧，促进其功能的表现。

- 其他训练：通过心智、体能、自理及社交等方面的全面训练，促进学童在各方面的发展，从而提高学习能力。

- 定期评估：评估主要包括听觉语言评估及发展评估，如认知、语言、大小肌、自理与社交等方面能力的评估。

- 家访：若有需要，语训老师与社工或治疗师会进行家访，为家长提供在家教导子女的方法。

（2）针对家长，则可通过开展如下几方面的活动，协助改善听力损伤儿童的状况。

家长教育及讲座，即安排家长观课，向家长示范及建议训练方法及技巧；定期举办家长讲座与工作坊等，来增进家长对幼儿发展问题的认知并协助家长解决教育子女的困难；通过家长小组及听力损伤学童家长会，促进家长自助并发扬互助精神。

● 家庭辅导：即由专业社工提供家长辅导，协助其解决困难。

● 家长支援：包括举办约翰赛斯函授课程。该课程源于美国约翰赛斯中心（John Tracy Clinic），本会于1975年被邀请将课程翻译成中文版，为0～6岁听力损伤儿童或兼有其他弱能的儿童的家长开设。课程分婴儿组及幼童组，目的是指导家长通过生活化的接触来训练孩子的听觉及语言表达能力，从而建立亲子关系，让孩子们健康快乐地成长。

此外，还设有家长资源中心，为听力损伤儿童的家庭提供支援，以使他们更有效地培育听力损伤儿童及青年发展潜能，包括不同的体艺课程、成长课程及亲子手语班等。

4. 申请和退出程序

　　家长可经儿童体能智力测验中心、母婴健康院或儿科医生做出评估后，由社工转介个案至社会福利署中央转介系统（CRSRehab）轮候，安排入读香港聋人福利促进会辖下的早期教育及训练中心或特殊幼儿中心。中心主任收到个案资料后，将于 4 星期内接见学生或回复家长，以便尽快安排其入学。

　　学童可因应家长意愿或于年届 6 岁须入读小学时以书面形式通知中心办理退学手续（须于 1 个月前），中心主任会视乎情况及学生需要提供适当协助或联络转介相关机构为其提供其他有关服务。

5. 评估需要

　　每名学童于入学后首个月内及每半年均会由受训的特殊幼儿工作员、语言训练教师、言语治疗师进行听觉及语言能力评估和发展评估，评估结果会用于制订个别学习计划及训练内容，并为每名学生订立学习目标。另外，本会还会于每半年举行一次个案会议，以期通过跨专业团队，与家长共同讨论学童学习的情况及成效，进而订定未来的学习目标及计划。

6. 教育康复服务案例

　　（1）个案背景。瑶瑶，1 岁 10 个月，属家中首名孩子，有一位刚满月的弟弟。瑶瑶双耳患有极度听觉缺损，在香港聋人福利促进会的早期教育及训练中心接受训练已有 6 个月的时间。瑶瑶的家庭属于中下阶层，父亲需全职工作，母亲为家庭主妇，同住的祖母及双亲对瑶瑶的情况十分接纳和关注。

表 3-5　学生背景资料

学生姓名/性别/年龄	瑶瑶 / 女 / 1 岁 10 个月
失听程度	右耳：极度　左耳：极度
佩戴助听仪器种类	右耳：耳后机 左耳：8 个月前接受电子人工耳蜗手术，一个月后开机
戴机时间	1 年
受训时间	在本会早期教育及训练中心受训 6 个月
目前认知及语言能力表现	● 语言发展迟缓，仍处理解及模仿声音阶段。 ● 认知发展非语言方面（如配对、分类等）表现理想
家庭成员	祖母、父母、弟弟

（2）接案阶段：中心在收到社会福利署的转介后，便安排幼儿及家长与中心主任第一次会面，通过详细的

面谈和资料搜集，以评估幼儿的情况及安排适切的训练。

在首次个案会面时，中心主任会跟幼儿进行简单的游戏，目的是对幼儿各方面的能力作初步的评估，例如语言前技能、发音、语言理解及表达能力，逻辑思维能力，语言流畅度及大小肌肉能力等。中心主任亦会了解幼儿的生活习惯及自理能力、家长对听力损伤子女的接受程度和家长所遇到的育儿困难等情况。

为了对幼儿的情况有全面的了解，中心还会搜集各方面的报告，例如听力测试报告、幼儿的健康记录及儿童智力评估中心的评估报告等，让语训老师、言语治疗师、物理治疗师、职业治疗师综合评估。

（3）全面性发展评估：根据医生的诊断报告，瑶瑶的主要问题是双耳极度听觉缺损，听力损伤均超过90分贝。言语治疗师、物理治疗师、职业治疗师、社工、语言训练老师、小组训练老师等在接案后，安排瑶瑶进行了一次全面性的发展评估，内容包括听觉及语言能力表现、大肌肉、小肌肉、语言、认知、社交及自理能力的发展，而评估的结果显示，瑶瑶的语言能力表现较弱，走路时的平衡力稍弱，其他方面表现理想。

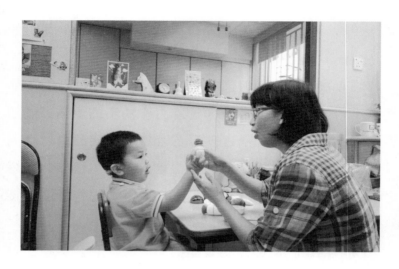

图3-33　语言训练

（4）跨专业团队介入及治疗：根据评估结果，整合各专业同工的意见，中心为瑶瑶设计了一个为期半年的个别学习计划，言语治疗师亦会为瑶瑶订定治疗策略，物理治疗师在有需要时会提供治疗服务。此外，瑶瑶还得分别接受个别及小组的语言训练。社工还发现瑶瑶的性格较固执，经常要父母依从其意愿，更常表现不服从的状态，家长每每表现得很无奈。因此，在上个别训练课时，老师为家长在育儿技巧方面提供了一些特别的指导。此外，邀请家长参加了由本会家长资源中心定期举办的育儿小组，目的是协助家长掌握育儿技巧及亲子沟通方法。另外，还推荐家长于周末让孩子参加本会家长

第三章

资源中心的活动，以期让小孩从活动中学习社交技巧，发展多元智能。

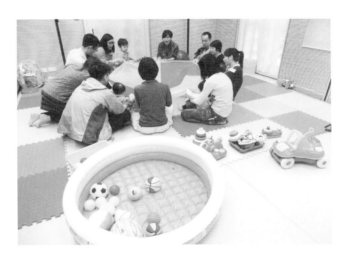

图 3 –34   小组学习

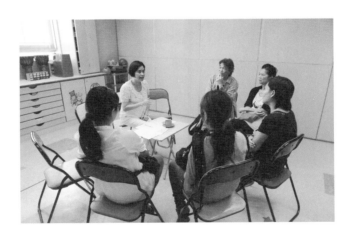

图 3 –35   家长教育

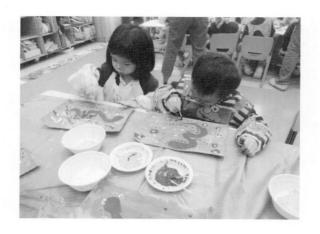

图 3 - 36　视艺活动

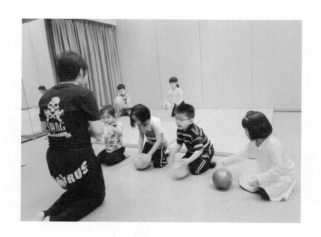

图 3 - 37　艺术体操

（5）进度检讨。除了平日在课堂及日常与家长的接
触及沟通外，中心跨专业团队还于每个学期邀请家长举行
一次个案个别学习会议，检讨幼儿的整体能力表现及进

度，通过各专业同工的深入交流，提出各种可行的建议，务求在瑶瑶的学习计划上达到共同协作及互补不足的功效，同时还邀请家长一同参与制订学童的个别学习计划。

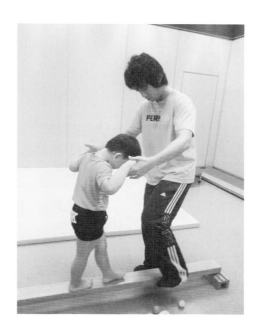

图 3-38　物理治疗

瑶瑶在中心接受了 4 个月的训练后，其在语言理解及表达方面有了明显的进步，已能理解两至三个元素的指令，如"拿香蕉给妈妈"。并能理解及说出一些日常词汇，如"面包""香蕉""爸爸""妈妈"等。此外在发音方面，她已能模仿老师及治疗师说出元音，而辅音仍在练习中。在大肌肉方面，经治疗师的指导，其在平衡木上所做的行走练习已经较之前平稳。在其他方面，瑶瑶的能力亦逐渐接近同龄学童的发展水平，自理能力更较其他同学为佳。

7. "聪鸣语音工具箱"介绍：流动应用程式——帮助提升儿童粤语听讲能力

迅猛发展的科技能为听力损伤儿童的学习提供更先进的工具。以往坊间制作的教材多以印刷品形式呈现，但随着科教技术的发展，电子移动设备越来越普遍，而今的电子移动应用程序除了可用作游戏或社交沟通外，还可应用在训练听力损伤儿童方面。其中，"聪鸣语音工具箱"便是一款帮助儿童提升粤语听讲能力的移动应用程序。使用该程序制作的教材明显具有以下优点：

- 能加入动画及游戏，提高儿童的兴趣。
- 能利用网络更新内容，与时俱进。
- 不会像实体教材般随使用次数而破损。
- 不受地方限制，能随时随地供儿童训练。

2016 年，香港聋人福利促进会再次获得香港特区政府资讯科技总监办公室"开发数码共融流动应用程式资助计划"资助，与香港科技大学合作，由大学科研团队开发第二代移动应用程式"聪鸣语音工具箱"，目的是帮助儿童提升粤语的听讲能力。

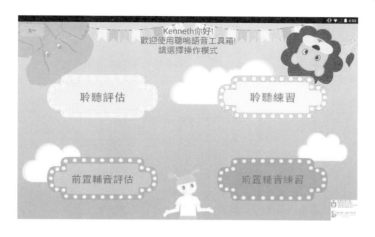

图 3-39   聪鸣语音工具箱

　　该移动应用程序既可提供一个互动训练教材，让前线同工（包括言语治疗师及幼师）教导有语言障碍及听力损伤的儿童正确地发音并评估学习进度。同时，家长亦可利用应用程序在家中对儿童进行训练。该程序通过一系列的互动游戏训练，以提升儿童辨别及说出不同辅音的能力（Consonant identification & production）及提高他们的语音意识（Phonological awareness），并提供更多语音刺激（Speech sound stimulation），启发儿童的语言发展。"聪鸣语音工具箱"的操作平台为安卓（Android）系统，市民可于 Google Play 免费下载。聪鸣语音工具箱网址为 https://play. google. com/store/apps/details? id = hk. org. deaf. articulationapp。

8. 特殊幼儿中心学生个别学习计划案例（见表3-6）

表3-6　特殊幼儿中心学生个别学习计划表

训练范围	学习目标	学习内容	评估		
1. 听觉及发音	● 掌握声音的辨别	● 听辨及模仿发出以下声音： 大小声音（/a/、/i/、/u/、/ɔ/） 长短声音（/a/、/i/、/u/、/ɔ/） 快慢声音（/a/、/i/、/u/、/ɔ/）			
	● 掌握声音的方向	● 能听辨声音的方向，包括上、下、左、右、前、后			
	● 掌握辨别乐器声音	● 能听辨乐器声音，如鼓、摇鼓、沙锤、响板、摇铃、三角铃、木鱼、喇叭、铜锣等			
	● 掌握呼吸及口腔器官控制	● 掌握及模仿鼻吸口呼 ● 掌握及模仿舌头活动，如向上、向下、向左、向右、前后、弹力、轻柔地活动 ● 掌握及模仿唇部活动，如张大、开合、扁阔、伸前圆唇 ● 掌握及模仿齿部活动，如上下摩擦 ● 掌握及模仿撮唇吹气，如吹肥皂泡、纸碎、风车等			
	● 听辨及模仿发出不同声调及相关词汇	● 能听辨及模仿发出第一声至第六声的声调及其相关词汇，如： 煲（第一声）vs 簿（第二声）； 灯（第一声）vs 凳（第三声）； 天（第一声）vs 田（第四声）； 妈（第一声）vs 马（第五声）； 书（第一声）vs 树（第六声）； 鱼（第二声）vs 雨（第五声）；			

续上表

训练范围	学习目标	学习内容	评估		
2. 语言理解及表达	● 能理解并回答基本个人资料	● 能理解及说出基本个人资料，当被问时能即时准确地回答自己的姓名、性别、年龄、亲人姓名等			
	● 能运用礼貌用语	● 能理解和模仿说出礼貌用语，如早晨、午安、唔该、多谢、拜拜、对唔住等			
	● 能理解并说出学校里不同人物的称谓及学习活动	● 能理解及模仿说出学校里不同人物的称谓，如 xx 老师、xx 婶婶、xx 姐姐等 ● 能理解及说出学校里的活动，如读书、写字、画画、上厕所、吃午饭、睡觉等			
3. 认知发展	● 掌握空间概念	● 懂得辨别物件的不同 ● 可以完成一幅 3～4 块的拼图 ● 懂得辨别物件的大小 ● 可以指出眼、耳、口、鼻的位置			
	● 掌握颜色概念	● 懂得一种基本的颜色（如红）			
	● 掌握数数概念	● 能背数字 1～5			
	● 掌握自己年龄	● 明白及利用手指表示年龄			

续上表

训练范围	学习目标	学习内容	评估	
4. 体能发展	● 掌握大肌肉的平衡及协调技巧	● 懂得用手扶着栏杆上下楼梯（二步一级） ● 可以用单脚站立两秒 ● 懂得在平衡木上平衡片刻 ● 懂得双手向上抛大球		
	● 掌握小肌肉的精细动作技巧	● 懂得对折小方巾1次 ● 懂得用水彩笔蘸颜色在纸上乱涂 ● 懂得把黏土压平 ● 懂得把黏土搓成条状 ● 懂得模仿画圆形		
5. 情绪与和群性发展	● 掌握游戏技巧	● 当看到别的孩子玩耍时，也会加入玩一会 ● 开始与其他小朋友一起玩		
	● 掌握社交技巧	● 和别人打招呼时，做出反应，例如"拜拜""谢谢" ● 能与别人分享（例如食物及玩具）		
6. 自理能力	● 掌握进食技巧	● 懂得自己用匙羹吃饭 ● 肚饿及口渴时要求食物和饮品		
	● 掌握如厕技巧	● 懂得表示如厕需要 ● 能自行脱下裤子 ● 会用皂液洗手		
	● 掌握穿衣技巧	● 可以自己脱外衣		
	● 有自行收拾的能力	● 能放好玩具		

9. 教育服务的成效评估

（1）早期教育及训练中心的产出指标

● 个案工作数量指标（如表 3 – 7 所示）

表 3 – 7　早期教育及训练中心产出指标

1	1 年内为每名幼儿提供的平均训练时数	50 小时
2	1 年内言语治疗师为每名幼儿提供言语训练的时数	18 小时

● 家长工作数量指标（如表 3 – 8 所示）

表 3 – 8　早期教育及训练中心家长工作指标

1	1 年内以个别及小组形式为每名家长提供指引的时数	10.5 小时

● 成效指标（如表 3 – 9 所示）

表 3 – 9　早期教育及训练中心成效指标

1	6 个月内为每名学童完成发展性评估的比率	95%
2	6 个月内的个案计划达成率	95%
3	教学及服务满意率	80%

（2）特殊幼儿中心产出指标

● 教学工作指标（如表 3 – 10 所示）

表 3 – 10　特殊幼儿中心教育工作服务量指标

1	1 年内为每名幼儿提供两次发展性评估和听觉及语言能力表现评估的比率	95%
2	1 年内为每名幼儿提供两个个别学习计划的完成比率	95%

● 家长工作指标（如表 3 – 11 所示）

表 3 – 11　特殊幼儿中心家长工作服务量指标

1	6 个月内每名家长出席家长活动的出席率成效指标	80%
1	1 年内每名家长对中心提供家长教育活动的满意度	80%
2	1 年内每名家长对中心为幼儿提供教学活动的满意度	80%
3	整体对中心教学及服务的满意度	80%

10. 质量

● 机构须符合社会福利署订定的 16 项服务质量标准。

● 社工受《社会工作者注册条例》规管。

在协助听力损伤幼儿有效地掌握并使用语言时，我们认为尽早识别，尽早介入会更见成效。同时要掌握孩子学习语言的黄金期，让其配戴合适的助听仪器以善用幼儿的剩余听力。在上述数项就绪后，如何让这么年幼的孩儿安坐下来接受训练，又构成了另一项挑战。为了让幼儿对老师或治疗师的训练产生兴趣，在设计课程内容和形式时，实在要花不少的心思。老师要按幼儿的年龄及兴趣，充分利用多种教具和玩具，设计合适和有趣的课堂活动，使幼儿感到学习如玩游戏一样开心，而且还要能让其运用多种感官进行学习。这样，无论多困难的发音训练、语言训练，对幼儿来说都会变成乐事。因此，中心在购置、整理、安排及储存教具资源方面，确实要花一些心思。

从幼儿出生开始，父母已承受着不同的压力，当中包括彷徨、愧疚、面对外人的"好奇"、孩子的学习等问题。在幼儿不同的成长阶段，总会遇到不同的挑战，父母亲或其他家庭成员因此而产生情绪与不安，其实也是正常现象。故此，家长会及家长小组的安排是十分重要的。这些活动能借助家长们的互相鼓励与支持产生正能量。而邀请老生家长，以"过来人"的身份分享经验，邀请听力损伤老生分享成长历程，可以增强听力损伤幼儿家长继续前行的信心，并进而更致力于寻求用适当的方法培育孩子。

每个幼儿的发展都是一个生命的成长，因此，我们不仅需要重视每个生命的个人性与独特性，而且还需要视每一个孩子为一个生命整体，不能以切割的方式分裂式地对其加以评估并提供介入支援。实际上，跨专业团队的分工与合作，在学前教育服务中是极为重要的。

3.4.2 融合教育资源中心

1. 理念

（1）平等学习，伤健共融，全方位支援。

（2）以人为本，生涯规划，终身学习。

（3）启发潜能，尽展所长，多元化学习。

中心致力于为就读于普通幼儿园、小学、中学及大专/大学的听力损伤会员提供全方位支援；针对个人、家庭及学校的需要，提供转介及专业咨询服务；按个别会员的需要而订定合宜的支援计划，通过多元化的活动，为他们在学习、个人成长、升学就业及生涯规划等方面给予支援。中心亦积极在学校举办推动"关爱共融"精神的活动，以助学校建立"友爱""包容"的校园文化，构建有利施行融合教育政策的环境。

2. 服务模式

（1）个案形式介入：按个别会员的学习需要，以个案形式介入，协助会员适应学校的学习进度及校园生活，并支援学校应对会员的需要。

（2）小组：就会员的个人成长、社交技巧等需要，以小组形式提供介入服务。

（3）活动：为会员举办综合沟通训练及体艺发展等活动，以助他们提升沟通能力，发展体艺潜能。

（4）意见咨询：为会员及其家庭和学校提供专业咨询服务。

（5）举行讲座/工作坊：为学校及机构举行共融讲座、教师培训工作坊等活动，推动社区教育。

（6）政策倡议：关顾香港融合教育政策的订立及施行情况，并就政策提出建议。

3. 服务内容

（1）到校支援服务：为听力损伤会员提供学习、个人成长、综合沟通、体艺发展、人际社交、助听仪器、升学就业、生涯规划等方面的支援服务，并为家长提供转衔信息及专业意见；以个案形式介入，如向老师介绍学生的个别学习需要、召开个别学习会议等；为教职员举行培训讲座及工作坊。

（2）提供学习及个人成长支援服务：为听力损伤会员提供个别或小组学习支援服务及组织体艺培训活动。

（3）为家长提供转衔、升学等信息及专业意见。

（4）由听力损伤同工负责，到校主持"爱 + FUN
校园""同心同行成长路""绘本共赏在校园""乒乓乐
共融""手语体验课程"等关爱共融校园讲座及听力损
伤体验活动计划。

（5）本会设有李国贤、李志雄聋人教育基金，以资
助听力损伤人士修读本地专上院校，资助学费、课本、
助听仪器及笔记抄写员等费用。并设有嘉格理纪念奖学
金，以资助听力损伤人士修读海外专上教育及专业训练
课程。

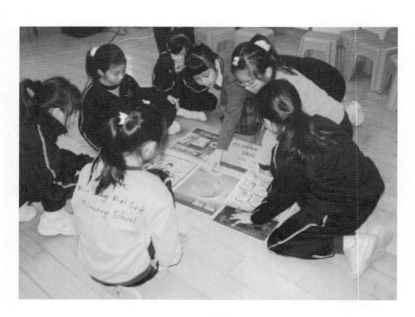

图 3—40　学校体验活动及讲座（1）

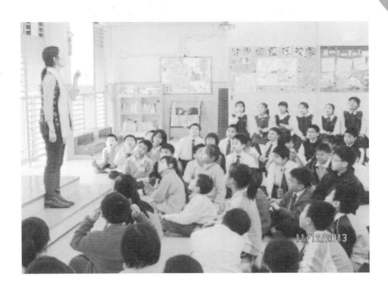

图 3 - 41　学校体验活动及讲座（2）

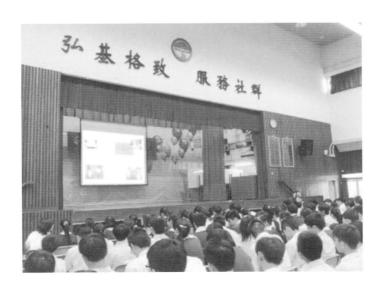

图 3 - 42　学校体验活动及讲座（3）

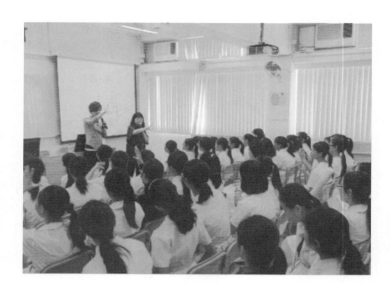

图 3 - 43　手语体验活动

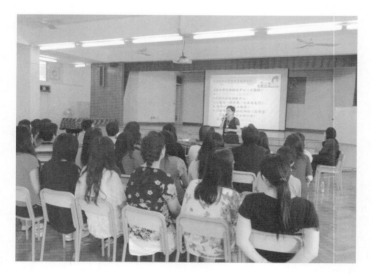

图 3 - 44　教师工作坊

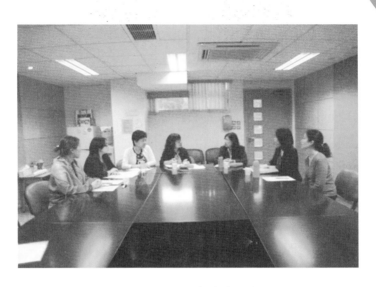

图 3 - 45　个案会议

4. 个案工作

　　中心以个案跟进方式，协助接受过本会学前教育服务的毕业生适应在主流学校的学习及生活。为此，本会会于选校、入学前及就读期间为其提供支援服务，以协助他们尽早适应校园生活。同时，于主流小学、中学及大专/大学就读的听力损伤学生，在校园生活中亦会面对不同的困难，中心会对此按个别服务使用者的需要提供介入服务。

　　每年3月，中心会会同本会幼儿中心/早期教育及训练中心的老师，与下一年度将升读小学的家长（下称"家长"）个别会面，以听取学生的季度及年度评估报告，并就家长协助子女升学问题提供意见。及至每年 9 月，中心会为家长举行选校简介会，讲解选校的程序及规则，并与有需要的家长进行面谈，以了解他们对学校的期望，协助他们搜集与升学及选校有关的资料，并陪伴他们参观心仪的学校，以帮助他们挑选适合子女发展的学校。也会与本会家长资源中心听力损伤学童家长会合办"升小一"讲座及家长分享会，让家长们在这个平台上交流心得。

当学生获分配小学学位后，家长将获邀参与中心的"小一适应及衔接支援计划"，如家长决定参与，中心将安排他们的子女于 4 月份参加"升小适应班"，并在 5 月开始，逐一约见各学生的小学老师/支援主任，以把学生的听力状况、学习特性及一般能力表现告知小学，让学校理解该学生的需要，从而能更准确及有效地支援他们。例如尽早购置无线调频助听器，让学生在上课时应用。如主流学校有需要，中心更会为他们在开学前举行教师工作坊，增强教职员对听力损伤学生的认识。

在学生就读小学期间，中心会于有需要时派员列席学校为该学生召开的个别学习计划会议，按听力损伤学生的个人学习情况及特殊学习需要提供建议，协助学生得到适合的支援，如备课、重点重温、课堂内容调适、考试调适、言语治疗等。此外，中心亦会于课余时间为学生提供功课辅导班及多元智能活动，以进一步支援学生的学习及体艺发展。

5. 案例

（1）个案资料及背景：小明，现年5岁，双耳深度听力损伤，右耳已施行人工耳蜗手术，左耳则配戴助听器，如此小明基本上能以听说沟通，具与同龄孩子接近的学习能力，只是性格较柔弱和内向，在面对陌生环境时需要较长时间适应，且社交能力较弱，在多人的环境里会表现出退缩情绪。小明和父母同住，是家中独子，父母皆为听力损伤人士，小明父亲外出工作谋生，而母亲则是家庭主妇和小明的主要照顾者，负责照顾小明的日常生活。

小明为本会幼儿中心的学生，即将于翌年9月升读小学，小明的父母对选校的程序完全不了解，对居住区域内的学校也不甚了解，而他们对于应该选择富有特殊教育经验的学校抑或校誉超卓但竞争性强的学校仍犹豫不决。由于父母二人未能通过电话向心仪学校查询详情，故他们对选校更感烦恼及彷徨。

（2）个案申请：经家长同意后，幼儿中心把小明的个案转介至融合教育资源中心主任。中心同工先与幼儿中心的小组老师、个别语言训练老师、言语治疗师及中心主任等一同约见小明的父母，由中心同工讲述小明的听力、学习及整体发展情况，融合教育资源中心的工作员则向小明家长了解他们对升学的期望及家庭可提供的支援，为他们搜集其居住区域内学校的资料并致电查询这些学校在支援听力损伤学生和有特殊需要学生的经验，以便让他们有足够的资料做出决定。

（3）个案跟进。在搜集资料的过程中，工作员发现部分学校的学习风气良好，且声誉极佳，属区内久负盛名的学校，但这些学校在支援听力损伤学生及有特殊需要的学生方面却经验较少，学校内每个班级的学生人数较多。而部分规模较小的学校，则在支援听力损伤学生方面较富经验，且校内设有支援特殊教育需要的学生小组，有老师专责支援不同类别的特殊需要学生。

为此，工作员再次约见小明的父母，在把有关资料交给他们时，再次与他们商议其选校意向，小明的父母面对两难的情况，因为他们既期望小明能入读区内名校，同时又担心小明在课业上会感到困难并承受较大压力，故难以做出决定。工作员了解到，他们选择名校是基于朋友的推崇及网上讨论区的推荐。在这种情况下，工作员建议他们先了解心仪学校的详情，并协助他们约定学校安排参观并与校方交流。在这个过程中，小明父母对不同学校的办学理念和对有特殊需要学生的不同支援模式有了更深的认识，同时也在观察中了解到了不同学校学生的特性。

（4）结案：经过一番比较，小明家长决定选择一所于区内规模较小的学校，其原因是校方在教导听力损伤学生方面较有经验，而且学校以小班形式授课，每班的学生人数不多于20人，这对于内向的小明，会较易适应。同时，因该校极力倡导"关爱共融"精神，故而校方乐于使用电话以外的方式与小明的听力损伤父母保持联系，以保持家校合作。

最后，小明正式被该学校录取，工作员在入学前及就读期间，会到访学校，与老师保持紧密沟通，以跟进小明在校园及学习生活上的适应事宜。

（5）实务分享：在听力损伤学生接受教育问题上，学校间的衔接是一个十分重要的环节，对家长及学生而言，选校是一个重要而艰难的过程。在这个问题上，"同路人"的经验分享及支持是十分重要的。因此，工作员会安排一些已入读中小学的听力损伤学生及其家长以过来人身份分享经验，为将入读小学的学生及家长提供升学的信息及经验，以便帮助其为学校的衔接做准备。

由于不少主流学校的同工对听力损伤学生的需要认识不足，因此，在入读新学校或升班时，香港聋人福利促进会同工不仅会主动联络学校，而且还会鼓励家长及学生与学校保持良好及适时的沟通，以便向老师表达子女或自己的需要，并要求学校提供适切的支持。而家长也可多参与学校的家长义工服务，以借此加强家校合作。

听力损伤是一种看不见的残疾，学生的个别需要亦有所不同，主流学校的同工及师生对听力损伤学生的需要、面对的困难及与他们沟通的方法等问题的认识尚较缺乏，甚或有误解。因而可在校园举办由听力损伤人士主持的共融活动，借此让师生通过亲身体验，认识听力损伤人士的需要、了解他们的成长经验。学校亦可安排学生到香港聋人福利促进会的幼儿中心等进行融合活动，以增加他们的其他学习经验。

3.4.3 社区教育

为提高社区人士对听力损伤人士的认识，本会走访了香港各区中小学、专上学院、政府部门、医院、社区团体及商业机构等，举办过各项社区教育活动及讲座，倡导关爱共融精神并传扬无障碍社区建设的重要性。

1. Silent Amazing Race——听力损伤体验社区教育计划

Silent Amazing Race 是以比赛形式让参加者体验无声世界的大型活动，是次活动吸引了 39 间学校及机构的

636 名学生及长者参与。执行任务时，参加者须戴上耳塞进行分组赛，于两小时内合作完成五个"任务"，包括手语学习、无声默书、手语购物、有口难言、逃出剧院或寂静舞台，亲身体验听力损伤人士在沟通、生活和学习上遇到的挑战。期间只能用手语、唇语及身体语言表达。活动完结后与参加者探讨体验过程中的感受，而听力损伤人士亦会分享在学习、日常生活及工作中所面对的挑战。Silent Amazing Race 期望能加深参加者对听力损伤人士的认识，并在校园、家庭及社区播撒关爱种子，唤起社会人士对听力损伤人士的关注，从而愿意接纳、尊重及理解他们，以共同建立一个伤健共融的社会。

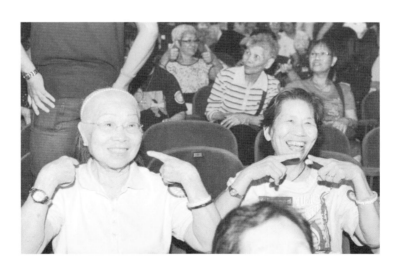

图 3-46　手语学习——认识手语（长者）

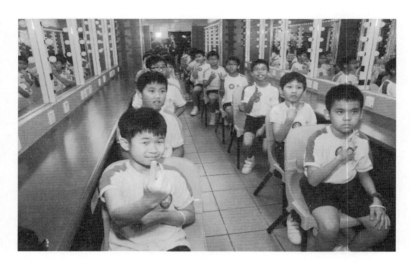

图 3 - 47　手语学习——认识手语（学生）

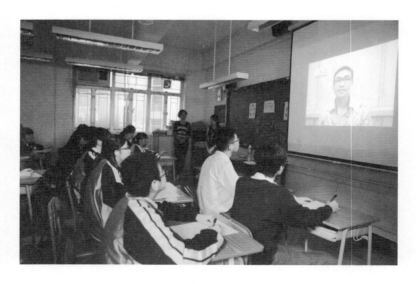

图 3 - 48　无声默书——学习体验

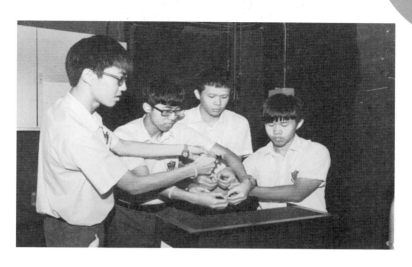

图 3 –49　有口难言——团队挑战

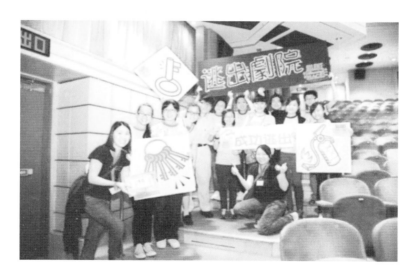

图 3 –50　逃出剧院——解码任务（中学）

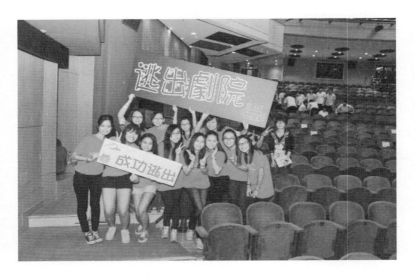

图 3 –51　逃出剧院——解码任务（大专）

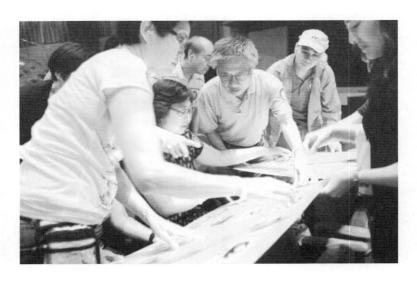

图 3 –52　寂静舞台——默剧解谜（长者）

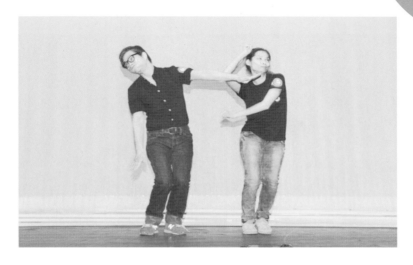

图 3 – 53　寂静舞台——默剧解谜（听力损伤人士）

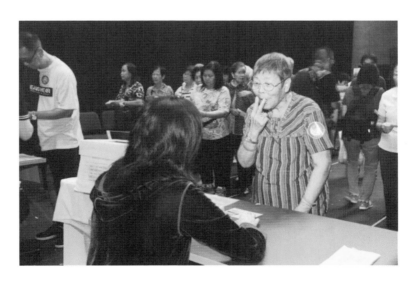

图 3 – 54　手语购物——手语应用（长者）

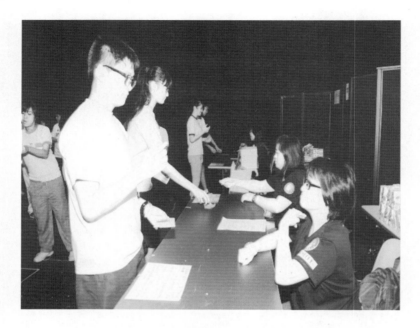

图 3－55　手语购物——手语应用（长者）

2. 音乐剧——聪鸣蜜语

聪鸣蜜语是首个由听力损伤人士和健听人士携手演出的大型音乐剧。该剧通过话剧、默剧、手语歌及舞蹈等元素，不仅展示了听力损伤人士的艺术天分，而且更让观众认识了听力损伤人士于日常生活中所面对的挑战，了解了他们的感受和需要，促进了伤健沟通，达至关爱共融的目标。超过 1 600 人入场欣赏了该剧。观众对该剧的反映正面，普遍认为该剧内容感人且有意义。

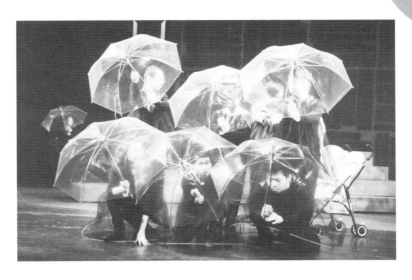

图 3 –56　音乐剧——聪明蜜语剧照（1）

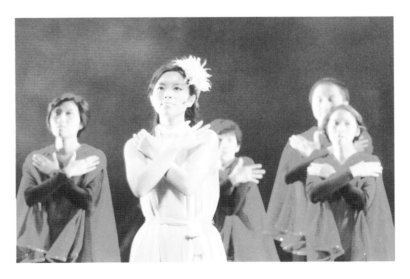

图 3 –57　音乐剧——聪明蜜语剧照（2）

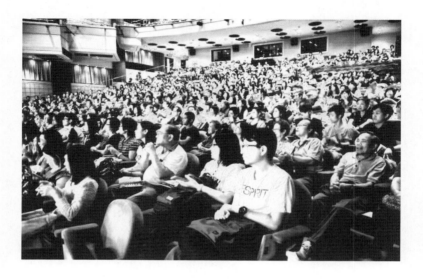

图 3 - 58　音乐剧——聪明蜜语的观众

参考文献

［1］ Jack Katz. Handbook of Clinical Audiology. 5th ed ［M］. Philadelphia：Lippincott Williams & Wilkins. 2001.

［2］ Aguayo，M. O. & Coady N. F. The experience of deafened adults：Implication for Rehabilitative Services National Association of Social Worker ［M］. 2001：269 – 276.

［3］ Corey，G. Theory and practice of counselling and psychotherapy（5th ed. ） ［M］. Pacific Grove，California：Brooks/Cole，1996.

［4］ Dicksom，S. Communication disorders；Remedial principles and practices.（2nd ed） ［M］. Scott，Foresman and Company，1984：446 – 491.

［5］ Erikson，Erik H. Childhood and Society ［M］. New York，NY：W. W. Norton & Company. 1993.

[6] Harvey, M. A. Psychotherapy with deaf and hard – of – hearing persons: A systemic model. Hillsdale [M]. NJ: Erlbaum, 1989.

[7] Jung, V. , & Short, R. H. Integrated perspective of e-volving intrapsychic and person – environment func-tions: Implications for deaf and hard of hearing individ-uals [J]. American Annals of the Deaf, 2002: 147 (3), 26 – 34.

[8] Koester, L. S. , Brooks, L. R. , & Karkowski, A. M. A comparison of the vocal patterns during face – to – face interactions. Journal of Deaf Students and Deaf Education [J]. 1998, 3 (4): 290 – 301.

[9] Minuchin, S. Families and Family Therapy. Harvard U-niversity Press, 1974.

[10] Mykleust, H. Picture story language test. In develop-ment and disorders of written language [M]. New York: Grune and Stratton, 1965.

[11] Rodda, M. , & Grove, C. Langudge cognition and deafness [M]. Hillsdale, NJ: Erlbaum, 1987.

[12] Rogers, C. Client – centered psychotherapy [M]. Boston: Houghton – Mifflin, 1951.

[13] Scheetz, Nanci A. Orientation to Deafness [M].

London：Allyn and Bacon，2001.

［14］ Schlesinger，H. S.，& Meadow，K. P. Sound and Sign：Child deafness and mental health ［M］. Berkeley：University of California Press，1972.

［15］ Woodcock K.，Aguayo M. Deafened People：Adjustment and Support ［M］. Toronto Buffalo London，2000：34 − 64.

［16］ 陈苏，陈英. 人本治疗法 ［G］//高刘宝慈. 个案工作：理论及案例. 香港：集贤社，1998.

［17］ 伦佩芳. 理性情绪治疗法 ［G］//高刘宝慈. 个案工作：理论及案例. 香港：集贤社，1998.

［18］ 林宝贵. 听觉障碍教育与复健 ［M］. 台北：五南图书出版股份有限公司，2003.

［19］ 张蓓莉. 听觉障碍学生的情绪问题 ［M］. 特殊教育季刊，1985（15）：6 − 9.

［20］ 李碧真. 国民中学学生对听觉障碍学生接纳态度之研究 ［D］. 彰化：彰化师范大学特殊教育研究，1992.

［21］ 社会服务发展研究中心. 先行先试：深圳社工专业闪亮点 ［M］. 香港：中华书局，2010.

［22］ David Howe；林万亿，陈香君. 社会工作理论导论 ［M］. 台北：五南图书出版股份有限公司，2011.

［23］李毓贞. 听觉障碍学生的社会心理问题与介入
［J］. 雄中学报，1995（9）.

［24］社会工作专业方法（一）：社会个案工作［Z］//
朝阳科技大学概论，第四讲2003 – 10 – 13.

［25］Robinshaw，H. M. Early intervention for hearing im-
pairment：Differences in the timing of communicative
and linguisticdevelopment ［J］. British Journal of
Audiology，1997.

［26］Yoshinaga – Itana. From Screening to Early Identifi-
cation and Intervention：Discovering Predictors to Suc-
cessful Outcomes for Children With Significant Hear-
ing Loss ［J］. Oxfordjournals，2013.

［27］张春兴. 教育心理学：三化取向的理论与实践
［M］. 台北：东华书局，2014.

［28］Rae Pica. 幼儿音乐与肢体活动：理论与实务
［M］. 台北：心理出版社股份有限公司，2000.

附录　社会福利署：
　　　　服务质量标准

标准1：服务资料

● 服务单位确保制备说明资料，清楚陈述其宗旨、目标和提供服务的形式，随时让公众索阅。

标准2：检讨及修订政策和程序

● 服务单位应检讨及修订有关服务提供方面的政策和程序。

标准3：运作及活动记录

● 服务单位存备其服务运作和活动的最新准确记录。

标准4：职务及责任

● 所有职员、管理人员、管理委员会和/或理事会或其他决策组织的职务及责任均有清楚的界定。

标准5：人力资源

● 服务单位/机构应实施有效的职员招聘、签订

职员合约、发展、训练、评估、调派及纪律处
分守则。

标准 6：计划、评估及收集意见

● 服务单位定期计划、检讨及评估本身的表现，
并制定有效的机制，让服务使用者、职员及其
他关注人士就服务单位的表现提出意见。

标准 7：财政管理

● 服务单位实施政策及程序以确保有效的财政
管理。

标准 8：法律责任

● 服务单位遵守一切有关的法律责任。

标准 9：安全的环境

● 服务单位采取一切合理步骤，以确保职员和服
务使用者处身于安全的环境。

标准 10：申请和退出服务

● 服务单位确保服务使用者获得清楚明确的资
料，知道如何申请接受和退出服务。

标准 11：评估服务使用者的需要

● 服务单位运用有计划的方法以评估和满足服务
使用者的需要（不论服务对象是个人、家庭、
团体或社区）。

标准 12 ：知情的选择

● 服务单位尽量在尊重服务使用者知情下作出服务选择的权利。

标准 13：私人财产

● 服务单位尊重服务使用者的私人财产权利。

标准 14：私隐和保密

● 服务单位尊重服务使用者保护私隐和保密的权利。

标准 15：申诉

● 每一位服务使用者及职员均有自由申诉其对机构或服务单位的不满，而毋须忧虑遭受责罚，所提出的申诉亦应得到处理。

标准 16：免受侵犯

● 服务单位采取一切合理步骤，确保服务使用者免受侵犯。

（资料来源：http://www.swd.gov.hk/doc/ngo/1 - page23.pdf）

编后语

李永伟　社会服务发展研究中心总干事

　　社会服务发展研究中心（简称"社研"）作为中国内地与中国香港特别行政区两地社工经验交流和传承的重要平台，一直不遗余力地推动香港特别行政区和中国内地社会福利及社会工作的发展。在"社研"的统筹下，6 家香港社会服务机构给予了大力支持，并积极参与献计献策，他们无私地将康复领域的实务经验撰写出来，与内地的社会服务机构分享。

　　"康复社会工作实务系列"丛书堪称集各家之所长，是康复工作经验的心血结晶，其最显著的特色是，强调社工在康复工作中的角色和定位。通过专题分享和介绍6 大康复服务工作领域，让内地社工及当地社福机构能一窥康复服务在香港发展的硕果，也借此促进内地康复服务本土化的发展，并使两地交换彼此的心得经验，以扩阔视野和理念。

内地康复服务近年在各方面都有高速发展，内地和香港面对的同样挑战是康复专业人士——从社工到各类治疗师的培训。为推动及加强内地前线经验较浅的员工培训，我们期望通过该手册中集结的宝贵经验，与全国其他省市的社工人士及社会服务机构分享，让他们逐步了解社会工作实务的方向，清晰开展服务的目标，并在理论和实践层面都得到指引，从而丰富基础知识和提升实践能力。最重要的是，让其明白在进行服务设计及开展工作的过程中，为什么这么做、何时做及如何做这三个关键性的问题。

　　随着服务推进和经验积累，我热切期望有越来越多的香港机构和同工，加入经验汇编的行列，以促使内地社工队伍不断成长壮大，同时也让社工实务经验可以薪火相传。这套实务手册是康复服务经验集结的首次尝试，当中或有错漏抑或有待完善之处，我们愿意聆听各类反馈意见，继续丰富和汇编相关经验，面向全国的社福机构继续推广，以满足内地社会服务发展的需要。

社会服务发展研究中心简介

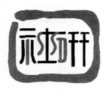

一、"社研"背景

社会服务发展研究中心（下称"社研"）是香港注册非牟利服务机构，"社研"是由一群从事社会福利服务工作的社会工作者及主管发起，并在 1998 年成立。秉持"以人为本"的信念，"社研"一直致力于促进香港和内地社会福利及社会工作的发展。"社研"自 2007 年开始在深圳启动"先行先试"的社工专业督导计划，现时曾接受"社研"香港督导及顾问培训的学员遍布全国。2011 年"社研青年议会"成立，以"燃亮两地社工情"为使命，承先启后，继往开来。同时"社研"亦于 2013 年在广州市番禺区注册成为社工机构，积极在各方面支持内地社工的专业发展。

二、"社研"工作

1. 内地社会工作专业发展

由 2007 年开始，"社研"积极配合国家的社工发展工作。由"盐田计划"及"深圳计划"开始，再有及后的"东莞计划""广州计划"等，都是社会服务发展研究中心与内地合作的计划。通过这些香港内地之间的合作，让内地可参考香港当年建立社会工作制度的宝贵经验、现时成熟的社会工作制度，以及借助多位经验丰富的资深本地社工的力量，帮助内地更有效地发展具有内地特色的社会工作制度。在"社研"与其他协办机构合作下，已派出诸多资深社工督导赴深圳市各区为社工开展督导工作，以协助内地发展社工本土化事宜。

2. 培训

为促进香港与内地的社会福利服务交流、协助两地社会服务机构发展人力资源，提升业界的服务质量，"社研"积极举办各项专业培训课程、研讨会和分享会，亦与两地不同的机构鼎力合作，举行大型研讨会议，让业界能交流彼此经验，掌握最新发展信息；亦能就业界关注的议题进行深入的探讨，以扩阔彼此的视野和理念。

3. 调查研究

除了促进香港与内地的沟通和交流外，"社研"亦致力进行各项有关本港与内地两地社会的研究调查，为两地政府、决策者和业界提供最新的社会动向和民意，旨在使政策制定得宜，符合社会实际情况和需求。

4. 交流

社会服务发展研究中心自1998年成立以来，举办了多次两地的交流考察活动，考察社会福利服务及交流当地风土民情，促进内地与香港两地的相向交流、认识、了解、相互学习和借鉴，在促进共融与进步的同时，增强了进一步合作，发展了两地的社会福利服务。

5. 推动香港业界发展

为凝聚社福界力量，关怀弱势社群生活素质，替社工争取权益，加强推动内地和香港社会福利及社会工作的发展，为构建两地和谐社会做出贡献，"社研"于2011年正式成立"社言港心"工作小组。通过举办不同活动，就社福发展及民生议题直接向政府有关官员表达意见。

6. 协助内地单位来港交流考察

"社研"协助内地不同单位到香港考察社会福利制度及社工发展，以加促内地推展社工服务的步伐。当中亦通过与香港同工的互相讨论和经验分享，提高了两地人员的共识和视野，加强了两地的交流合作。

社会服务发展研究中心总办事处

电话：（852）2817 6033

传真：（852）2816 0677

电邮：issd@ socialservice. org. hk

QQ：2755389992

香港聋人福利促进会
简 介

香港聋人福利促进会乃非牟利机构，于 1968 年成立，旨在促进听力损伤人士福利及协助他们在社会中获得与正常人士同等的服务。本会的理想，一直是希望为听力损伤人士提供全面及最高专业水平的服务，让他们自我实现和融入社会。同时，本会持续为听力损伤人士争取公平的待遇和权益，为他们的福祉而努力。现时，本会于全港设有 9 个服务点，包括总办事处、5 间服务中心、2 间幼儿中心及 1 间社会企业项目——西贡"聪鸣茶座"，以提供全面及最高专业水平的服务。现将有关服务做一简单介绍。

一、教育

本会特别为听力损伤学生而设的学前教育服务机构包括特殊幼儿中心、早期教育及训练中心。本会致力于以"综合沟通法（Total Communication）"训练幼儿，结合唇读、口语、手语、笔谈等多种沟通方法，按个别需要以最适合他们的形式进行教学，以期最大限度地提升他们的学习效益。本会于 1992 年创立香港首间专为有听力损伤子女家庭而设的家长资源中心，以利用不同课程及活动协助父母教育子女，建立良好的亲子关系，发挥孩子的潜能，帮助他们健康及自信地成长。本会亦于 2014 年 9 月成立融合教育资源中心，目的是支援听力损伤学生、家长及学校，协助听力损伤会员适应主流学校的学习及校园生活。同时推动社区讨论听力损伤议题，加速了"关爱共融"的校园及社会环境的构建。

二、就业

为鼓励听力损伤人士公开就业，本会致力于为听力损伤会员提供个别工作训练，并设立"无障碍沟通就业网站"让听力损伤人士从中获得与就业相关的信息，雇主亦可借此搜寻待业听力损伤人士的资料，以增加听力损伤人士就业的机会。同时，本会还定期邀请雇主举办招聘会，并为他们举办课程或工作坊及提供指引，令他们掌握与听力损伤人士相处之道。

三、社会企业

1995 年，本会成立首间由听力损伤人士经营之"聪鸣茶座"。"聪"是指听力损伤人士剩余的听力，"鸣"是向社会人士发出鸣号，显示他们具备工作能力，能自力更生，且能为社会作出贡献。茶座为听力损伤人士提供食物制作及顾客服务等餐饮业培训，以鼓励他们公开就业。

四、社交及康乐服务

本会有 3 间中心为听力损伤人士提供社交及康乐服务，中心期望通过举办各种类型的活动，促进听力损伤人士善用余暇及发展个人潜能和社交技巧，鼓励他们积极参与社区活动，提倡伤健共融精神，以达至和谐社会。

五、辅导服务

辅导服务旨在巩固和加强听力损伤人士个人及其家庭的能力，令他们能有效地处理生活上的问题，发挥个人潜能及应有的家庭功能，同时预防个人及家庭问题的产生。除辅导服务外，本会亦提供游戏治疗、咨询、家庭生活教育活动、专题讲座及互助小组等服务。

六、听觉服务

为听力损伤人士提供优质、专业及实惠的"一站式"听觉服务。主要服务内容包括听觉检验、助听器选配及调校、耳模配制及维修、助听器检查及维修、辅助仪器咨询等，并设立了由多位耳鼻喉专科医生义务驻诊及注册护士协助提供专业的耳科诊症服务的流动验耳服务中心。

七、言语治疗服务

在言语治疗方面，本会提供的服务包括听觉康复、发音训练、语言训练及声线训练，以期借此改善听力损伤人士的沟通能力。本会更于 2013 年及 2015 年分别推出"精灵小耳朵粤语语音辨别训练"及"聪鸣语音工具箱"智能手机程序，以便让家长及前线教育工作者能以手机或平板电脑，随时随地与听力损伤学童进行听讲训练，充分把握他们接受训练的黄金年龄。

八、手语翻译服务

手语翻译服务致力于为听力损伤人士解决沟通上的困难及障碍。为提高公众人士对手语的认识，本会还开设了手语课程，并成立了手语同学会，以期让毕业同学保持对练习手语的兴趣，并增加他们参加手语翻译服务的机会。

捐款及查询：（852）2527 8969

网址：www. deaf. org. hk

传真：（852）2529 3316

电邮：info@ deaf. org. hk